# 儿童呼吸道感染综合防控手册

| | |
|---|---|
| 国家儿童医学中心 | 组织编写 |
| 倪 鑫 钱素云 | 主 审 |
| 赵顺英 徐保平 王 荃 | 主 编 |

编者名单（以姓氏笔画为序）

王 亨 王 荃 方伯梁 纪 健
吴小会 张 翔 张鹏飞 武 洁
赵光远 赵顺英 徐玮涵 徐保平
高 琦

人民卫生出版社

·北 京·

**图书在版编目（CIP）数据**

儿童呼吸道感染综合防控手册 / 赵顺英，徐保平，王荃主编 . —北京：人民卫生出版社，2023.12
ISBN 978-7-117-35955-9

Ⅰ.①儿… Ⅱ.①赵…②徐…③王… Ⅲ.①小儿疾病 – 呼吸系统疾病 – 感染 – 防治 – 手册 Ⅳ.①R725.6–62

中国国家版本馆 CIP 数据核字（2023）第 250024 号

| 人卫智网 | www.ipmph.com | 医学教育、学术、考试、健康，购书智慧智能综合服务平台 |
| --- | --- | --- |
| 人卫官网 | www.pmph.com | 人卫官方资讯发布平台 |

**儿童呼吸道感染综合防控手册**
Ertong Huxidao Ganran Zonghe Fangkong Shouce

主　　编：赵顺英　徐保平　王　荃
出版发行：人民卫生出版社（中继线 010-59780011）
地　　址：北京市朝阳区潘家园南里 19 号
邮　　编：100021
E － mail：pmph @ pmph.com
购书热线：010-59787592　010-59787584　010-65264830
印　　刷：北京顶佳世纪印刷有限公司
经　　销：新华书店
开　　本：889×1194　1/32　印张：4
字　　数：70 千字
版　　次：2023 年 12 月第 1 版
印　　次：2023 年 12 月第 1 次印刷
标准书号：ISBN 978-7-117-35955-9
定　　价：36.00 元

打击盗版举报电话：010-59787491　E-mail：WQ @ pmph.com
质量问题联系电话：010-59787234　E-mail：zhiliang @ pmph.com
数字融合服务电话：4001118166　E-mail：zengzhi @ pmph.com

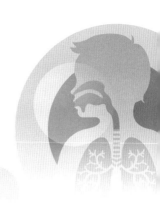

# 前　言

　　2023 年自入秋开始,儿童呼吸道感染病例逐渐增多,至11 月,已呈爆发趋势。肺炎支原体、流感病毒、呼吸道合胞病毒、腺病毒、鼻病毒等相继登场,"发热""咳嗽""排队看病""输液""肺炎""洗肺"等词汇频繁地出现在老百姓的口中和媒体的文字里,周围人的生活似乎都直接或间接被这场"如火如荼"的儿童呼吸道感染风潮所影响着。

　　作为儿科医疗工作的亲历者,除了埋头应对倍增的工作压力外,大家感觉到,生病的儿童和焦虑的家长更应得到安抚,早期、及时正确的治疗是挽救儿童生命的关键。因此,受国家卫生健康委员会妇幼健康司委托,尽快推出一本内容实用、可操作性强的儿童常见呼吸道感染综合防控手册帮助大家。在倪鑫院长的大力支持和推动下,快速组建编写团队、制定编写内容并撰写样章,最短时间内迅速推出具有科学性、适于儿科医生和家长阅读的综合防控手册。本书的出版对规范儿科临床诊疗,提高医务人员诊治水平,缓解就医压力,具有一定的社会效益。

　　本书以儿童常见呼吸道感染病原体为切入点，采用问与答的形式介绍儿童呼吸道感染疾病和不同病原（如肺炎支原体、流感、呼吸道合胞病毒、腺病毒、偏肺病毒、博卡病毒、鼻病毒等）的病原特性、致病性、临床表现、治疗、家庭护理及预防等方面进行了清晰阐述；同时还设置了专门章节，针对家长关心的儿童呼吸道常见症状如发热、咳嗽等处置方法和注意事项进行了具体解答。为了有更好的可操作性和实用性，还对药物剂量、诊断标准等进行了详细说明，相信对广大临床儿科工作者及家长们具有很好的指导作用。

　　无论读者是孩子家长、还是儿科医生，相信这本手册都能够在其中找到您所需要的关于儿童常见呼吸道感染防控的有用知识。本书出版之际，恳切希望广大读者在阅读过程中不吝赐教，欢迎发送邮件至邮箱 renweifuer@pmph.com，或扫描封底二维码，关注"人卫儿科学"，对我们的工作予以批评指正，以期再版修订时进一步完善，更好地为大家服务。

主　编

2023 年 12 月

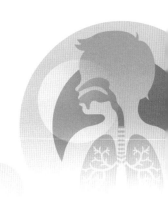

# 目　录

目 录

第一章

# 总 论

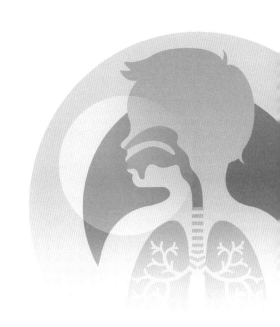

呼吸道感染是儿童最为常见的疾病之一,其对儿童和家长的正常生活带来一定影响。现总结与儿童呼吸道感染相关的常见问题进行分享。

# 一、儿童常见急性呼吸道感染有何特点?

急性呼吸道感染可分为上呼吸道感染和下呼吸道感染。

急性上呼吸道感染(简称"上感")是指鼻腔、咽或喉部的急性炎症,常见诊断名称包括"感冒""急性咽炎""急性扁桃体炎""急性鼻咽炎""急性喉炎"等。上呼吸道感染可累及邻近器官,包括口腔、鼻窦、中耳、颈部淋巴结以及眼睛等,也可进展为下呼吸道感染。上呼吸道感染的常见症状包括流涕、鼻塞、喷嚏、流泪、咽部不适、发热、轻咳,部分儿童可能会出现恶心、呕吐、腹泻等消化道症状,也称为"胃肠型感冒"。少数严重者可有畏寒、乏力、头痛、厌食等全身症状,偶尔也可发生热性惊厥或剧烈腹痛(多为急性肠系膜淋巴结炎所致)。呼吸道感染初期,鼻腔分泌物常为清水样,一般3~4天后转变为黄色黏稠状,约1周左右可缓解。如果鼻腔分泌物变黄超过10天,且部分儿童出现头痛或低热症状,要警惕急性鼻窦炎的可能。

约 90% 以上的上呼吸道感染为病毒感染所致,如鼻病毒、流感病毒、腺病毒、博卡病毒、副流感病毒、偏肺病毒等,支原体、衣原体等非典型病原体也可引起,而细菌感染则较为少见。但需要注意的是,上呼吸道感染后期可能合并细菌感染。绝大多数上呼吸道感染为自限性疾病,通常 3~5 天自愈。一般 5 岁以下儿童人均每年发生上呼吸道感染 4~6 次,家长不用过度焦虑。

　　急性下呼吸道感染包括急性支气管炎和肺炎等。前驱期可有上呼吸道感染表现,也可直接以肺炎起病。呼吸频率增快,频繁而较深的咳嗽常常是下呼吸道感染较为特征的表现,可伴有痰液排出或喉中痰鸣,肺部听诊时,可能闻及干性或湿性啰音。就肺炎而言,低龄儿童更容易发生双侧支气管肺炎,而年长儿因其局限感染的能力较强,可表现为大叶性肺炎,病毒感染常表现为间质性肺炎。病毒、支原体和细菌是儿童下呼吸道感染的主要病原体。重症肺炎可同时出现以下多种临床表现:精神萎靡、嗜睡、拒食或脱水、明显气促、心动过速、发绀、呼吸困难(呻吟、鼻翼扇动、三凹征等)、多肺叶受累、胸腔积液、指脉氧饱和度≤92% 以及肺外并发症等,如出现上述症状需尽快就医。下呼吸道感染的病程多为 1~2 周,重症肺炎则需要更长时间。

## 二、医生如何判断急性呼吸道感染的病原体?

医生通常根据患儿年龄、临床症状和体征、发病季节和病原流行情况、血常规、C反应蛋白和降钙素原,以及肺部影像学特点等综合分析后,做出经验性判断。

病毒是儿童呼吸道感染最常见的病原体,发热、鼻塞、流涕、咽痛、轻咳是常见症状,如出现持续高热不退或呼吸费力的表现则需警惕肺炎可能(如腺病毒肺炎)。病毒性肺炎影像学通常表现为间质性肺炎。肺炎支原体和一些病毒感染的临床表现具有一定的特征性。支原体感染多见于学龄期儿童,刺激性干咳伴发热是较为典型的症状;肺炎支原体肺炎的肺部体征通常较轻,与咳嗽和影像学表现严重程度不成正比;当年长儿童在支原体流行季节出现肺部大片实变时,一般首先考虑支原体感染。流感病毒感染后,往往表现为突发高热、头痛、四肢肌肉酸痛、精神萎靡等。呼吸道合胞病毒感染常常发生在冬春季,主要易感人群为2岁以下低龄儿童,尤其是6个月以下的婴儿,主要表现为咳嗽、喘息、有痰,伴或不伴发热,肺部听诊可闻及较为明显的喘鸣音。腺病毒也是引起呼吸道感染的常见病原体,多数情况下引起上呼吸道感染,可出现结膜充血或分泌物增多、咽部明显充血、扁桃体脓性分泌物、胃肠道症状等表现;少数2岁以下的儿童可能发生重症腺病毒肺炎,表现为持续高热、呼吸急促、呼吸困难、明显的喘息和咳嗽,肺部影像学可表现为肺气肿、多发实变及融合病灶等,肺内病变与临床表现轻重程度及临床病程相一致。

细菌引起的呼吸道感染表现多为发热、咳嗽、有黄色脓性痰和鼻腔分泌物以及扁桃体可出现脓性分泌物等。引起细菌性肺炎的常见病原体包括肺炎链球菌、金黄色葡萄球菌和流感嗜血杆菌等,多为大叶性肺炎或支气管肺炎,可合并肺脓肿、脓胸、脓气胸等。细菌性感染时,血常规白细胞计数和中性粒细胞比例可明显升高,C反应蛋白和降钙素原也会有不同程度的升高。不同病原体所致呼吸道感染的临床表现存在交叉,且可能受主观因素影响,因此经验性判断存在一定程度的误判可能。完善病原学检查和了解当地呼吸道感染疾病的流行情况有助于减少误判。

值得注意的是,病毒感染早期的血白细胞和中性粒细胞比例也可以增加,不能仅根据血常规简单判断为细菌或病毒感染。呼吸道病毒或支原体感染后期可继发细菌感染,患儿症状可反复加重,部分儿童肺炎起病即为混合感染,包括病毒与细菌、病毒与病毒、支原体与病毒或细菌的混合感染。当前,呼吸道感染病原体快速检测技术发展很快,有助于快速明确致病病原体及合理用药。对于下呼吸道感染患儿,尤其是肺炎患儿,建议条件允许时及时进行病原学检测和药敏试验,以利于优化治疗策略。

## 三、儿童罹患急性呼吸道感染应该怎么治疗?

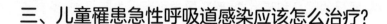

　　绝大部分上呼吸道感染由病毒感染引起,临床无特效治疗方法,主要采取休息、多喝水和退热等对症支持治疗。可根据儿童的年龄、体重规范选择退热药物(详见第三章发热)。如果儿童鼻腔分泌物明显,且鼻腔分泌物黏稠,家长可使用生理盐水给儿童喷鼻,以稀释黏稠鼻腔分泌物并部分缓解鼻塞的症状,然后帮儿童轻柔擤鼻,或使用吸鼻器排出鼻腔分泌物;鼻塞严重者可在医生指导下选用鼻腔减充血剂如羟甲唑林滴鼻,或使用鼻用激素缓解症状,但鼻腔减充血剂的使用时间不超过 7 天。咽痛者应多喝水,避免食用刺激性食物;如果儿童配合,可使用淡盐水漱口;适当增加环境湿度,也可提升咽部的舒适度;疼痛严重者,可适当服用布洛芬或对乙酰氨基酚止痛。辨证使用中成药物也对上呼吸道感染治疗有效。轻微咳嗽者无需用药,咳嗽加重或痰多可采用药物治疗(具体见第二章咳嗽)。部分药物可针对病原体进行治疗,如甲型或乙型流感可选择奥司他韦或玛巴洛沙韦等;支原体感染可选择大环内酯类(如阿奇霉素、罗红霉素等)药物、新型四环素类(如多西环素、米诺环素)药物等;细菌感染需选择抗菌药物,如头孢菌素类药物等。

　　对于轻症下呼吸道感染儿童,无需住院治疗。注意合理规范使用抗感染药物,完善必要的病原学检查。抗生素的选择同前。病毒所致的下呼吸道感染不要滥用抗菌药物。注意保持呼吸道通畅，促进痰液排出。可通过更换体位、拍背、雾化等方法促进痰液排出，还可以根据病情应用祛痰药物（乙酰半胱氨酸、氨溴索、愈创甘油醚、羧甲司坦）、支气管扩张剂（异丙托溴铵）、激素（布地奈德）等药物。不推荐给儿童常规使用镇咳药物，尤其是痰多的儿童；如果咳嗽严重或伴有胸痛，影响日常生活和/或睡眠，应及时就医，在医生指导下给予镇咳治疗。儿童禁用成瘾性中枢性镇咳药物。中医辨证施治也是下呼吸道感染的重要治疗方法。对于部分严重病毒性肺炎和支原体肺炎，可能会使用丙种球蛋白和/或糖皮质激素，但不是常规用药。

急性喉炎、喘息性支气管炎合并呼吸衰竭或呼吸窘迫，以及重症肺炎的患儿需要尽快收入院治疗，且应入住重症监护病房。治疗措施包括氧疗、呼吸支持等综合治疗。极为严重的肺炎患儿可发生致死性呼吸衰竭，可能需要体外膜氧合支持。

## 四、急性呼吸道感染会引起严重并发症吗？

多数急性呼吸道感染患儿为轻症，只有极少数患儿会出现严重并发症。局部并发症包括咽后壁脓肿、上颌骨骨髓炎、脓胸、脓气胸、肺栓塞等；其他部位并发症包括心肌炎、肺源性心脏病、肝功能损害、肾炎、脑炎、感染后脑病、高热、惊厥、败血症、风湿热、休克、噬血细胞综合征等。一些并发症可能导致呼吸、循环、脑功能衰竭，甚至致死。因此，在患儿首次就诊后居家期间，家长应密切观察患儿的情况，若出现精神反应差、嗜睡；持续发热超过 3 天；呼吸明显增快，可伴有憋闷、呼吸困难表现，如呼吸时出现鼻翼扇动、点头、耸肩等费力的情况；面色苍白、发灰或青紫；惊厥，意识改变、烦躁、易惊；拒食或喂养困难、尿量明显减少、频繁呕吐等情况时，应及时就医。3 月龄以内的小婴儿若体温 >38.0℃，无论是否伴随呼吸道症状，都建议及时就医；即便发热不明显，只要出现精神较差、易激惹，或者淡漠、不吃奶、皮肤颜色发花、尿少等，也要及时就医。

## 五、呼吸道感染会诱发支气管哮喘吗？

支气管哮喘是一种气道慢性炎症性疾病，可导致气道高反应性。此类患儿在接触刺激因素后可出现气道阻塞和气流受限，表现为发作性喘息、气促、胸闷、咳嗽等症状，常在夜间和 / 或清晨发作或加剧。多数患儿可经治疗缓解或自行缓解。呼吸道感染可以诱发儿童哮喘的发作，相关病原体包括呼吸道合胞病毒、鼻病毒、肺炎支原体和衣原体等。预防呼吸道感染是控制哮喘发作的重要内容。

## 六、儿童呼吸道感染后如何做好居家护理?

儿童呼吸道感染居家护理需要注意:①保证充分休息,多喝水,注意合理饮食,营养均衡,选择易于消化的食物;哺乳期婴儿可少量多次喂奶;②遵医嘱规范使用药物,不擅自停药或增加药物剂量;③如果咳嗽明显影响休息,可在医生指导下使用镇咳药物,不要自行使用;④家中定期开窗通风,室温宜恒定并保持一定湿度;⑤保持环境卫生;有条件者做好家庭成员之间的隔离,尤其是多孩家庭,避免交叉感染;⑥有过敏体质或相关家族史的儿童应避免接触烟草、花草、宠物等相关致敏原;⑦关注儿童的病情变化,必要时及时就医。

## 七、如何识别婴幼儿是否发生了呼吸道感染?

婴幼儿发生呼吸道感染后常见症状为发热、鼻塞、流涕、咳嗽、吃奶减少等,部分可能因喉炎而出现声音嘶哑、吸气性喉鸣等,部分还可能出现皮疹、腹泻、呕吐等症状。由于婴幼儿难以表达其咽痛、头痛、鼻塞等不适症状,故常表现为烦躁、哭闹、嗜睡、食欲减退甚至拒奶等。

需要注意的是,部分新生儿和小婴儿的症状和病情轻重可能不一致。例如,部分罹患肺炎的低龄儿童可能并没有明显的发热和咳嗽,而仅表现为呼吸急促、吃奶少、呛奶、吐沫、憋闷等,此时常需完成肺部影像学检查方能明确诊断。

## 八、如何预防儿童呼吸道感染?

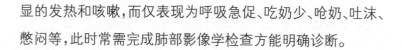

　　呼吸道感染和宿主防御功能及环境因素等密切相关,气候寒冷、湿度过大、大气污染、被动吸烟等可能降低呼吸道局部防御能力。预防儿童呼吸道感染,应保持良好的个人卫生生活习惯,勤洗手,尽量使用肥皂和洗手液在流动水下清洗;注意咳嗽礼仪,避免用不洁净的手触摸眼睛、鼻、口。做好环境卫生,居室保持良好的通风换气,通风期间做好保暖,并保持环境的干燥、清洁;做好儿童常用物品的清洁和消毒。均衡膳食,保证营养摄入;规律作息,保证充足睡眠;适量运动,避免过度疲劳,提高儿童自身免疫力是预防感染的重要手段。有呼吸道感染症状的儿童建议居家休息,不要带病上学,有利于儿童尽早康复,也是对他人的保护。尽量减少去人员密集、不通风的场所,以减少接触呼吸道感染患者。带儿童去医院就诊时,应同时做好儿童及自身的防护(如戴口罩),避免交叉感染。

　　接种疫苗是预防儿童呼吸道感染的有效方法,国家疾病预防控制部门会根据当季呼吸道病原体流行的预判情况发布疫苗接种建议,并通过学校和幼托机构传达,鼓励符合接种条件的适龄儿童积极接种针对呼吸道感染病原体的相关疫苗,如流感疫苗、肺炎链球菌疫苗、新型冠状病毒疫苗、手足口病疫苗等。

(方伯梁 王荃)

第二章

# 咳嗽

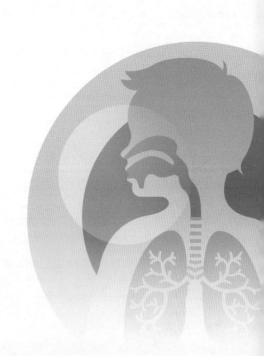

## 一、为什么会咳嗽？

咳嗽是呼吸道针对各种刺激产生的保护性反射,有助于清理气道分泌物和异物,保持气道通畅。咳嗽是儿童呼吸道感染后的常见症状,适宜的咳嗽有助于防止我们将有害的东西吸入到肺部,但如果咳嗽剧烈或难以停止,则给患者带来痛苦,甚至影响正常的生活作息。总体而言,儿童的呼吸道对各种刺激都很敏感,如呼吸道的分泌物、异物、刺激性的气体和气味都可以引起咳嗽。

## 二、咳嗽如何分类？

（1）根据咳嗽的时间长短,可以将咳嗽分为:①急性咳嗽:咳嗽时间≤2周;②迁延性咳嗽:咳嗽时间2~4周;③慢性咳嗽:咳嗽时间>4周。

（2）根据有没有咳痰可以分为:干性咳嗽(无痰)和湿性咳嗽(有痰)。

（3）根据慢性咳嗽的原因可以分为:①特异性慢性咳嗽:可归因于某种潜在疾病,是疾病引起的一个临床表现,有其他相关的伴随症状和体征,比如呼吸道炎症(咳痰)、呼气性呼吸困难(哮喘)、发绀等;通过检查和评估,大部分慢性咳嗽可以识别出潜在病因。②非特异性慢性咳嗽:即没有明确病因的慢性咳嗽;咳嗽是主要或者唯一的临床表现,并且在适当的评估检查后没有明确病因;通常为干咳,可能不需要用药就能缓解。

　　不同年龄的儿童慢性咳嗽病因有所差异,<1岁幼儿者应除外气道异物;<6岁儿童则应考虑感染后咳嗽、咳嗽变异性哮喘或上气道咳嗽综合征;≥6岁儿童以咳嗽变异性哮喘、上气道咳嗽综合征、心因性咳嗽和多病因性咳嗽为主。

## 三、咳嗽的常见原因有哪些?

　　引起急性咳嗽的最常见原因为呼吸道病毒感染,可引起上呼吸道感染(感冒)、支气管炎和肺炎等。此外,过敏性疾病如支气管哮喘和咳嗽变异性哮喘,以及婴幼儿异物吸入也是常见病因。

　　慢性咳嗽的常见病因包括咳嗽变异性哮喘,上气道咳嗽综合征以及感染后咳嗽等。婴幼儿在呛咳后发生频繁咳嗽,玩耍或进食时突然出现的持续性咳嗽,应警惕异物吸入的可能性。幼儿的慢性湿性咳嗽需要考虑迁延性细菌性支气管炎或其他化脓性肺部疾病。年长儿的慢性咳嗽除了咳嗽变异性哮喘和上气道咳嗽综合征等外,要注意心因性咳嗽(如抽动症)可能。

## 四、比较特别（典型）的咳嗽声音能够提示什么？

在以咳嗽就诊的儿童中，有一些特殊的咳嗽声音，常常对疾病的诊断具有提示意义，比较特殊的有以下几种：

（1）犬吠样咳嗽或金属样咳嗽：通常提示喉、气管或近端气道的病变，比如急性喉炎和气道软化等，少数情况下，气道异物也可以有类似的咳嗽声音。

（2）"雁鸣样"咳嗽，并且在睡着后咳嗽消失：有可能为抽动性咳嗽，即心因性咳嗽。通常患儿的感受和焦虑程度与症状的严重程度不匹配，并且可以通过分散注意力实现咳嗽的缓解。

（3）阵发性咳嗽，伴吸入性哮吼声（"回勾音"）：常提示百日咳或类百日咳综合征。小婴儿的百日咳常伴有呼吸暂停，有时尚未发生明显咳嗽，小婴儿即出现青紫、憋闷。接种百日咳疫苗的大年龄儿童常不伴"回勾音"。

## 五、急性咳嗽如何治疗？如何进行居家护理？

由于咳嗽是机体的保护性反射，有清洁气道、咳出异物的功能，因此，对于急性咳嗽的儿童，不推荐常规应用镇咳、祛痰药物以及支气管舒张剂治疗。由于大部分急性咳嗽是病毒感染引起的，具有自限行，也不推荐常规使用抗菌药物治疗。通常给予针对咳嗽的病因治疗。呼吸道感染引起的咳嗽,如果考虑细菌感染,可以给予抗感染治疗;若急性咳嗽病程迁延或症状加重、或存在基础病的儿童,怀疑有细菌感染可能时,也可以经验性给予抗菌药物。建议首选口服阿莫西林或阿莫西林克拉维酸钾,疗程 5~7 天。慢性湿性咳嗽建议首选口服阿莫西林克拉维酸钾,疗程至少 2 周。

　　如果是呼吸道过敏、咳嗽变异性哮喘或变应性鼻炎等引起的咳嗽,可能需要雾化吸入药物以及抗组胺药物治疗,但急性咳嗽患儿并不常规推荐使用抗组胺药物。如果是异物吸入引起的咳嗽,应完善相关检查并通过气管镜将异物取出。

　　由于祛痰药在降低咳嗽频率、缓解咳嗽严重程度和改善儿童睡眠方面的作用有限,故仅在湿性咳嗽、痰液阻塞或咳嗽影响儿童学习生活时,方酌情使用。急性咳嗽患儿不推荐常规使用祛痰药物。2 岁以下儿童需谨慎使用祛痰药。

　　不建议对急性咳嗽的儿童常规使用镇咳药,尤其是痰多的儿童。如果咳嗽剧烈影响正常休息和生活时,可以在医生的指导下酌情使用镇咳药物治疗,但临床疗效并不明显。儿童禁用成瘾性中枢性镇咳药物。

　　对于慢性非特异性咳嗽的患儿,可在医生的指导下使用中低剂量的吸入性糖皮质激素治疗,以实现抗炎和抗过敏的作用,但需要定期评估。

家长在家护理儿童时,要注意保持室内空气新鲜、湿润,必要时可以使用空气加湿器增加空气湿度。避免儿童接触烟草、烟雾,远离吸烟环境。可以给儿童多喝水,急性频繁咳嗽时,可以通过服用温热的流食、蜂蜜水(1岁以上儿童)等来缓解症状。此外,还要注意休息,保证儿童有充足的睡眠。在儿童呼吸道感染时,相对发热等其他症状而言,咳嗽的自然病程时间较长,约 >50% 的儿童因急性呼吸道感染诱发咳嗽的自然病程会超过 10 天,因此必要的观察和耐心地等待也十分重要,应避免抗菌药的滥用以及不必要的频繁就诊。

## 六、什么是咳嗽变异性哮喘?

　　咳嗽变异性哮喘为慢性咳嗽 >4 周,通常为干咳,常在夜间和/或清晨显著,也可以发生在运动之后或者接触过敏原时,运动、遇冷空气后咳嗽也可以加重,临床上无感染征象或经过较长时间抗菌药物治疗无效;支气管舒张剂诊断性治疗后咳嗽症状可明显缓解,肺通气功能可以正常,支气管激发试验提示存在气道高反应性;有过敏性疾病史和过敏性疾病阳性家族史,过敏原检测阳性可协助诊断;需除外其他疾病引起的慢性咳嗽。需要较长时间使用吸入糖皮质激素和支气管扩张剂,或白三烯受体拮抗剂等控制疾病,预防发作,部分患儿需长期使用。

## 七、咳嗽伴有哪些情况提示病情严重需要就医?

如果咳嗽的儿童出现以下情况,应立即就诊:年龄不足4个月;存在呼吸困难、呼吸有杂音,或者呼吸非常急迫;儿童进食时突然发生的咳嗽;咳嗽伴有咯血;食欲明显减退,有脱水表现;咳嗽剧烈以致引发呕吐等。这些情况可能反映出咳嗽的原因比较严重,或者并发其他症状需要医疗干预,评估咳嗽的原因并给予治疗。另外,如果儿童咳嗽持续超过2周没有任何改善,也应及时就诊。

## 八、什么是感染后咳嗽?

儿童患急性上呼吸道感染,急性期症状消失后,咳嗽仍迁延不愈,常表现为刺激性干咳或少量白色黏痰,半数以上的咳嗽持续时间会超过10天,部分感染后咳嗽持续时间可达3~8周,以干咳为主,而X线胸片检查无异常,肺功能正常,排除慢性呼吸系统疾病史和其他咳嗽病因后,可考虑为感染后咳嗽。感染后咳嗽主要是因为气道黏膜上皮细胞受到炎症影响,发生了气道高反应性。病毒感染是感染后咳嗽的常见原因,肺炎支原体、百日咳杆菌等也可引起感染后咳嗽。大部分感染后咳嗽都是自限性的,多数会在2~4周逐渐恢复。但也有部分儿童可能迁延不愈,如果咳嗽症状严重,可在医生的指导下短期应用止咳药物、抗组胺药物和减充血剂等,不推荐常规使用白三烯受体拮抗剂和糖皮质激素。

## 九、什么是上气道咳嗽综合征?

上气道咳嗽综合征也称"鼻后滴流综合征",是由于过敏性或非过敏性鼻炎、鼻窦炎引起的鼻后滴流,或鼻腔分泌物流入鼻咽部所致,是儿童常见的慢性咳嗽原因之一。患有上气道咳嗽综合征的儿童可因频繁流涕、感受到液体滴入咽后壁后,而频繁出现清嗓子现象。咳嗽可呈发作性或持续性,白天更为明显。对于变应性鼻炎引起的上气道咳嗽综合征,可以使用抗组胺药物治疗。对于长期流清涕的慢性过敏性鼻炎,可以尝试给予鼻内糖皮质激素治疗。白三烯受体拮抗剂对治疗过敏性鼻炎有效。

(赵光远 王荃)

第三章

# 发热

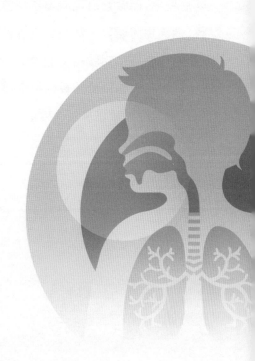

发热是儿童呼吸道感染最常见的症状之一。儿童发生呼吸道感染后,发热程度不尽相同,有高热、中度发热,或仅是低热,发热症状持续时间也长短不一。

## 一、什么是发热? 发热的过程是什么样的?

发热是指人体在致热原的作用下,体温调节中枢的调定点上移,产热增加,散热不能相应地随之增加或散热减少,从而导致体温升高的过程。发热可以影响机体的物质代谢、生理功能和防御功能。中等程度的发热可增强某些免疫细胞的功能,提高宿主对病原体的防御能力;但持续高热可能导致细胞和组织器官受累,甚至危及生命。呼吸道感染时,机体出现发热是身体应对疾病的防御性反应,是一种症状,而不是一种疾病。在儿童,绝大多数呼吸道感染都会导致发热。人体的发热过程一般可分为 3 个阶段:第一个阶段是体温上升期,身体的产热高于散热,容易出现畏寒、寒战等症状,儿童在此阶段常出现体温骤升;第二个阶段是发热持续期,产热与散热在较高水平上趋于平衡,寒战减少,可能出现皮肤潮红灼热、头痛、恶心、呕吐、乏力等症状;第三个阶段是体温下降期,也就是我们常说的退热期,此时散热多于产热,体温逐渐下降。

21

## 二、儿童只要发热就要使用退热药吗?

一般情况下,建议 2 月龄以上儿童体温≥38.2℃并伴明显不适时,可使用退热药。事实上,体温并不是儿童使用退热药的唯一分水岭,观察儿童的精神状态以及儿童的自觉症状同样重要。如果儿童尤其是年长儿童的体温不到 38.2℃,但已经出现了明显的精神不振、肌肉酸痛、头痛等表现,就可以给儿童使用退热药。当儿童体温超过 38.2℃,但精神状态依然很好,没有主诉不适,也可以暂时不服用退热药,让儿童多喝水并密切观察即可。

## 三、如何选择和使用退热药?

2~6 月龄的发热儿童可选用对乙酰氨基酚,6 月龄以上者可选用布洛芬或对乙酰氨基酚退热。两次服用退热药的间隔时间不小于 4 小时,每 24 小时服用退热药的次数不超过 4 次。具体使用方法见表 3-1。婴幼儿发热不建议使用阿司匹林、尼美舒利等药物。

表 3-1　布洛芬及对乙酰氨基酚作用特点及使用方法

| 项目 | 布洛芬 | 对乙酰氨基酚 |
| --- | --- | --- |
| 起效时间 | <1 小时 | <1 小时 |
| 作用持续时间 | 4~6 小时 | 4~6 小时 |
| 体温下降时间 | 1~2 小时 | 1~2 小时 |
| 适用年龄 | ≥6 月龄 | ≥2 月龄 |
| 剂量 | 10mg/（kg·次），单次最大剂量 400mg，全天最大剂量 2.4g 或 40mg/（kg·d） | 15mg/（kg·次），单次最大剂量 600mg，全天最大剂量 2g 或 2 岁以下 60mg/（kg·d），2~12 岁 75mg/（kg·d）（以二者中较低剂量为准） |

## 四、使用退热药时有哪些注意事项？

（1）不能同时服用两种退热药，也不建议将两种退热药交替使用，因为并不能增加退热效果和提高儿童的舒适度。两种药物联合使用可能增加药物不良反应的风险，交替使用可能弄错给药时间并增加药物过量的可能。

（2）家长为儿童选择退热药时，既要选择适合年龄的药物，也要认真阅读说明书，严格按照说明书的要求给儿童服用，注意剂量和时间间隔，切记不能因为儿童体温未降至正常,而随意增加服用剂量或次数。

（3）如果同时给儿童服用复方感冒制剂,一定要阅读药物成分表,避免与正在使用的其他药物如退热药等成分重复,以免某些药物成分过量。同类的中成药服用一种即可,不建议两种及以上同时服用。

（4）使用退热药的同时还要保证儿童摄入足够的液体。

（5）<2 月龄的婴儿和新生儿禁用解热镇痛药物。

（6）存在脏器(如肝、肾等)损害、活动性消化性溃疡、出血性疾病、葡萄糖-6-磷酸脱氢酶缺乏症等的患儿应在医生指导下给予退热药治疗。

# 五、服用退热药后体温降不到正常怎么办?

事实上,发热的热度高低,与疾病的严重程度并不绝对相关,体温低并不代表病情一定轻,体温高也不代表病情一定重。服用退热药的目的,是为了在降温的同时增加儿童的舒适度,让儿童安全舒适地度过发热期,而不是单纯追求把体温降到正常。通常情况下,退热药大概在 30 分钟到 1 小时开始起效,3~4 小时才能达到最佳的退热效果,而且体温只能下降 1~2℃左右。只要服药后,全身不适的症状有所缓解,家长就不用短时间内反复带儿童到医院就诊,家长只需密切观察儿童是否出现特殊情况即可。对于绝大多数儿童病毒性呼吸道感染,都需要足够的时间才能康复。

## 六、退热栓和口服退热药有什么区别? 怎么选择?

两类药物的主要退热成分都是一致的,安全性和副作用也没有显著差异,二者主要是在给药方式上的区别。退热栓是塞肛外用药,一般情况下,适用那些不能经口服给药的儿童。此外,口服剂型可以实现根据体重计算出的准确给药剂量,而栓剂通常是固定剂量,不能实现针对个体体重的准确给药。

## 七、儿童发生热性惊厥怎么处理? 出现高热惊厥,需要立刻送医吗? 会有后遗症吗?

热性惊厥以 6 月龄到 5 岁的儿童较为多见,是儿童呼吸道感染导致发热后引起的常见伴随症状。热性惊厥多在儿童发热的第 1 个 24 小时内发生。惊厥发作时,儿童的体温常常超过 38.5℃,多表现为双眼上翻、四肢僵硬或抖动、口唇发绀、牙关紧闭,呼叫时没有反应。

如果发现儿童发生热性惊厥,正确的做法是:将儿童放在平坦、不易受伤的地板或者床上,周围不要有尖锐的东西,防止儿童在抽搐发作时发生跌落或被周围尖锐的物品损伤;松开儿童的衣领,保持呼吸道通畅;让儿童的头部偏向一侧,或让儿童保持侧卧位;如果儿童的口鼻有分泌物,及时擦拭掉。

　　惊厥发作时,应注意"四个不要":①不要往儿童嘴里塞任何物品,包括勺子、筷子、大人的手指头,容易引起儿童损伤。②抽搐发作期间,不要给儿童喂食任何食物,药物和水也禁用。③不要试图束缚儿童的肢体,以免造成其肢体损伤。④不推荐掐人中穴,目前没有证据表明掐人中穴对缓解热性惊厥有帮助,反而可能因为家长紧张而用力过大造成儿童局部损伤。

　　大多数儿童热性惊厥的发作时间较短,常常在3~5分钟后停止,一般不超过15分钟。可以在儿童惊厥停止后,再送去医院。如果儿童以前发生过惊厥持续状态,或者本次惊厥时间超过5分钟还没有停止,说明儿童自行停止的可能性较小,此时应尽快前往医院。

　　病毒感染是热性惊厥的最常见诱因。单纯的热性惊厥一般不会引起儿童神经系统的后遗症,其今后的认知和行为发育情况跟同龄儿童比,也不会有明显差异。退热药不能阻止热性惊厥的发作,也不能预防其发作。

## 八、小婴儿可以选择的退热药有限,能否用捂汗的方式退热?

不能。6个月以下的婴儿因其体温中枢发育不完善,主要依靠皮肤散热,故不能用成人的方法对儿童进行捂汗退热。捂被太多可使得儿童无法经皮肤散热,体温可能会越来越高,甚至达到40℃以上,部分儿童还可能发生捂热综合征,存在生命危险。儿童发热时,家长要尽量给儿童创造一个相对凉爽、通风的环境,注意适当减少衣物,以儿童舒适为宜。

## 九、能通过擦拭凉水或者酒精给儿童降温吗?

由于物理降温可能会增加儿童的主观不适感,因此不常规推荐给儿童进行物理降温,尤其用凉水擦拭可能让儿童的不适感更为明显。温水擦拭同样可能增加儿童的不适感,也不做常规推荐,除非儿童主动要求且耐受这种方式,或者对退热药的成分过敏而无法摄入退热药时,可给予温水擦拭。另外,不要给儿童擦拭酒精,因为酒精会通过皮肤吸收,可能给儿童造成损伤。如果在体温上升期发现儿童手脚冰凉,可以帮儿童搓暖或用毛巾包起来保暖,以减轻儿童的不适感,血管扩张后有利于散热。物理降温通常用于紧急状态下需要快速降温时,例如发生热射病时;此外,如果使用退热药物后患儿一直高热不退,可以适当给予患儿可以耐受的物理降温措施。

## 十、儿童发热如何护理?

在日常生活中,应让儿童保持规律的作息,保证充足的睡眠。在饮食方面,要注意营养,均衡饮食,多吃蔬菜、水果,多喝水;如果儿童出汗很多,应注意补充含有电解质的液体。避免家庭环境过于干燥和室温过高,保证湿度,让儿童更舒适。家长也应注意,儿童发热后既不要去捂热,也不要让儿童再次受凉。家长应保持平和的心态,对儿童发热既重视,又不要过度焦虑,认真观察儿童的情况,帮助儿童尽早康复。

（王 荃）

第四章

# 儿童肺炎支原体感染的防控

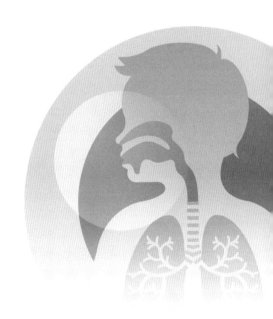

## 一、肺炎支原体有什么特点?

肺炎支原体既不是细菌也不是病毒,是一种大小介于细菌和病毒之间的原核致病微生物,直径为 2~5nm,缺乏细胞壁,75% 酒精和含氯消毒剂(如 84 消毒液)都可以杀灭它。肺炎支原体是急性呼吸道感染的重要病原体,全年都可能发生肺炎支原体感染,多在秋冬季节交替时高发。人群普遍易感,好发于 5 岁以上儿童及青少年,但 5 岁以下儿童也可发病。肺炎支原体经飞沫和直接接触传播,潜伏期 1~3 周,潜伏期内至症状缓解数周均有传染性。

## 二、感染肺炎支原体就会患肺炎吗?

肺炎支原体引起的呼吸道感染临床表现呈多样性,可以从无症状到发生鼻咽炎、鼻窦炎、中耳炎、咽扁桃体炎、气管支气管炎、细支气管炎和肺炎等。因此,感染肺炎支原体后不一定会引起肺炎。

## 三、肺炎支原体肺炎有哪些临床症状?

肺炎支原体肺炎主要症状为发热、咳嗽,可伴有头痛、流涕、咽痛、耳痛等。发热以中高热为主,咳嗽剧烈,以刺激性干咳为突出表现,病程后期可出现少许痰液,婴幼儿可伴有喘息表现。少部分患儿可能出现一些肺外并发症,如皮疹、心肌损伤、肝功能损伤、脑炎、脑梗死等。

## 四、儿童出现哪些情况时家长应尽快带儿童就医?

儿童出现以下情况之一者,应尽快带儿童就医:

(1)高热超过3天;

(2)出现喘息、呼吸急促或有呼吸困难表现;

(3)患儿精神差,体温正常,进食少,尿量少;

(4)剧烈咳嗽,影响睡眠及呼吸。

## 五、肺炎支原体肺炎影像学有哪些表现?

肺炎支原体肺炎胸片或胸部CT表现多样,包括:①纹理增粗、增多,支气管壁增厚,可有磨玻璃影、树芽征、小叶间隔增厚、网格影等。②斑片状、节段乃至大叶性实变,常见肺不张,可伴有肺门影增大,重者可合并胸腔积液。③局限或弥漫性细支气管炎表现(胸部高分辨率CT显示为小叶中心结节影、树芽征、分支样线条征、细支气管扩张以及马赛克征象,可同时伴有支气管炎症,出现支气管壁增厚和分泌物堵塞）。以上多种形态、大小不等和密度不均的病灶可混合出现。

## 六、肺炎支原体肺炎如何诊断？

肺炎支原体肺炎通过临床表现、影像学检查和病原学检查进行诊断。符合上述临床表现和影像学表现，结合以下任意 1 项或 2 项即可诊断肺炎支原体肺炎：①单份血清支原体抗体滴度≥1∶160；②支原体核酸检测阳性。

## 七、肺炎支原体肺炎如何分型？

（1）轻症：不符合重症表现者，病程多在 7~10 天，一般预后良好，无后遗症。

（2）重症：符合下列表现中的任何 1 项：①持续高热≥5 天或发热≥7 天，体温高峰无下降趋势；②出现喘息、气促、呼吸困难、胸痛、咯血等之一者；③出现肺外并发症，但未达到危重症标准；④影像学表现以下情况之一者：a. 一侧肺叶≥2/3 受累，存在均匀一致高密度实变或 2 个及以上肺叶实变（无论大小），可伴有中到大量胸腔积液，也可伴有局限性细支气管炎表现；b. 单肺弥漫性或双侧≥4/5 肺叶有细支气管炎表现，可合并支气管炎，并有黏液栓形成导致肺不张。⑤临床症状进行性加重，影像学显示病变范围在 24~48 小时进展超过 50%。⑥C 反应蛋白（C-reactive proten, CRP）、乳酸脱氢酶（lactate dehydrogenase,LDH）、D-二聚体之一明显升高者。

（3）危重症：指存在呼吸衰竭和/或危及生命的严重肺外并发症，需行机械通气等生命支持者。

## 八、肺炎支原体肺炎应该如何治疗？

（1）抗肺炎支原体治疗药物如表 4-1 所示。

（2）糖皮质激素：主要用于重症和危重症患儿，甲泼尼龙剂量：2mg/（kg·d）；部分重症患儿需根据临床表现、受累肺叶数量、肺实变范围和密度、CRP 和 LDH 水平、既往经验或疗效调整剂量，可达 4~6mg/（kg·d）；一旦体温正常、临床症状好转、CRP 明显下降，可逐渐减停，总疗程一般不超过 14 天。需要注意：甲泼尼龙减量过程中出现体温反复，有可能是减量过快、出现并发症、混合感染或药物热等因素。

（3）支气管镜介入治疗：怀疑有黏液栓堵塞和塑型性支气管炎的重症患儿应尽早进行支气管镜介入治疗，以减少并发症和后遗症的发生。

（4）静脉注射免疫球蛋白：合并中枢神经系统表现、重症皮肤黏膜损害、血液系统表现等严重肺外并发症，混合

表 4-1 抗肺炎支原体治疗药物

| 分类 | 名称 | 剂量 | 疗程 | 注意事项 |
|------|------|------|------|----------|
| 大环内酯类 | 阿奇霉素 | 10mg/(kg·d),q.d. | 轻症:3~5 天<br>重症:7 天左右,间隔 3~4 天开始第 2 疗程,共 2~3 个疗程(依病情而定) | |
| | 红霉素 | 30~45mg/(kg·d) | 10~14 天 | |
| | 克拉霉素 | 10~15mg/(kg·d) | 10 天 | |
| 新型四环素类 | 多西环素 | 首剂 4mg/kg,后续维持量 2mg/(kg·次),b.i.d. | 10 天 | 可能导致牙齿发黄和牙釉质发育不良,仅适用于 8 岁以上儿童。8 岁以下儿童使用属超说明书用药,需充分评估利弊,并取得家长知情同意 |
| | 米诺环素 | 2mg/(kg·次),b.i.d. | 10 天 | |

续表

| 分类 | 名称 | 剂量 | 疗程 | 注意事项 |
|---|---|---|---|---|
| 喹诺酮类 | 左氧氟沙星 | 6月龄~5岁:8~10mg/(kg·次),q.12h.;<br>5~16岁:8~10mg/(kg·次),q.d.,口服或静脉注射;<br>青少年:500mg/d,q.d.,最高剂量750mg/d | 7~14天 | 存在幼年动物软骨损伤和人类肌腱断裂的风险,18岁以下儿童使用属超说明书用药,需充分评估利弊,并取得家长知情同意 |
| | 莫西沙星 | 10mg/(kg·次),q.d. | 7~14天 | |
| | 妥舒沙星 | 6mg/(kg·次),b.i.d. | 7~14天 | |

腺病毒感染的重症肺炎支原体肺炎或存在超强免疫炎症反应,肺内损伤严重等推荐使用。建议 1g/(kg·次),q.d.,疗程 1~2 天。

（5）胸腔引流:中到大量胸腔积液者应尽早进行胸腔穿刺抽液或胸腔闭式引流。单纯肺炎支原体肺炎（mycoplasmal pneumoniae pneumonia,MPP）一般不会发生胸膜增厚、粘连和包裹性胸腔积液,无需外科治疗。

（6）存在 D-二聚体明显升高,但无肺栓塞临床表现的重症患者可考虑使用。多用低分子量肝素钙 100U/(kg·次),q.d.,皮下注射,一般 1~2 周。

## 九、肺炎支原体肺炎如何预防?

目前没有预防肺炎支原体感染的疫苗。感染了肺炎支原体,康复后可能还会再次感染,良好的生活习惯是预防的关键。

（1）公共场所做好防护:在流行季节,避免去人群密集、通风不良的公共场所,必要时戴好口罩;日常咳嗽、打喷嚏时,用纸巾掩住口鼻,或用手肘或衣袖遮挡,避免二次使用脏纸巾,用过的纸巾丢弃至带盖的垃圾桶中。

（2）加强手卫生:使用肥皂或洗手液在流动水下冲洗 20 秒以上。如果没有流动水,可用含酒精的免洗洗手液等擦拭消毒双手。

（3）健康生活方式：坚持体育锻炼,保证充足的睡眠,合理饮食,保证足够的营养,提高机体免疫力和抵抗力,注意保暖,避免受凉。

（4）做好室内通风：流行季节注意室内通风,保持环境的卫生清洁和空气新鲜。每天室内开窗通风2~3次,每次30分钟。

（吴小会　赵顺英）

第五章

# 儿童流感病毒感染的防控

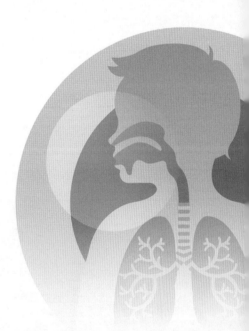

# 一、流感病毒有什么特点?

o- - - - - - - - - - - - - - - - - -

　　虽然在公元前 412 年,希波克拉底就描述了流感的流行情况,但直到 1933 年,英国人威尔逊·史密斯才首次发现流感病毒。目前我们已知,流感病毒是单股负链分节段的 RNA 病毒,属于正黏病毒科,病毒颗粒呈多形性,直径为 80~120nm。根据病毒颗粒的基质蛋白(M)和核蛋白(NP)不同,可将流感病毒分为甲、乙、丙、丁四个型别,其中甲型和乙型流感病毒可引起每年的流感季节性流行,甲型流感病毒还多次引起世界性的人流感大流行。近几年在全球流行的季节性流感主要包括甲型流感病毒的 H1N1、H2N3 亚型和乙型流感病毒的 Victoria 系,但每年流感的主要流行毒株以及不同地区的流行毒株占比有所不同。流感病毒对热、酸碱、干燥、紫外线等都很敏感,一般在 56℃以下 30 分钟就可以被灭活,75% 酒精和 1% 碘伏作用 30 分钟也可以灭活流感病毒。

　　流感病毒具有高致病性,容易在人群中传播,各年龄组都可以发生,包括呼吸系统受累在内的感染性疾病,并可导致多种并发症,容易在高危人群中发生严重疾病甚至死亡。流感流行可造成极大的公共卫生威胁和经济负担,使劳动队伍丧失生产能力,造成巨大损失。

## 二、流感是感冒吗?

虽然流感的全称叫做"流行性感冒",但流感和普通感冒不能混为一谈。

普通感冒并非传染性疾病,是由多种病原体引起的常见疾病,以病毒最为常见,包括鼻病毒、腺病毒、偏肺病毒、博卡病毒等,细菌和肺炎支原体等也可引起普通感冒。而流感是流感病毒引起的疾病,属于丙类传染病。

普通感冒全年均可发生,没有明显的季节性。流感虽然也可全年发病,但具有明显的季节性。在我国北方,流感的发病高峰为每年冬春季,而在南方的一些省份,夏季(5月至7月)也会出现一个流感流行高峰。

普通感冒的症状通常较轻,主要表现为流涕、鼻塞、打喷嚏、轻咳等症状;一般发热不明显或仅低中度发热,热程也仅 1~2 天;全身症状很轻,几乎不引起并发症,3~5 天即可自愈。流感则以高热多见,寒战、头痛、肌痛、乏力等全身症状重,发热多持续 3~5 天,病程约 1 周左右;少数流感患者可能会发生喉炎、肺炎、横纹肌溶解、脑炎、脑病等并发症。

## 三、流感病毒是如何传播的?

流感患者和隐性感染者是流感的主要传染源。流感病毒主要通过带有流感病毒的呼吸道飞沫(如打喷嚏、咳嗽、交谈时产生)传播,也可因口、鼻、眼睛等处黏膜直接或间接接触污染物体表面后进行传播。流感的潜伏期一般为1~4天,从潜伏期末到疾病急性期都具有传染性。与成人和年长儿相比,低龄儿童的排毒时间可能更长。由于流感流行季节中,儿童的感染率和发病率较高,常可将病毒传给家庭成员或造成病毒在学校或托幼机构的传播,因此儿童在流感的流行和传播中起着重要作用。

## 四、儿童感染流感病毒后会出现哪些症状?

儿童感染流感病毒后,常常突然起病,以发热为主要症状,多为高热,体温可达39~40℃,可伴有寒战、头痛、肌肉酸痛、乏力等全身不适,部分儿童可能出现热性惊厥,低龄儿童的发热程度可能更高;流感还常伴呼吸道症状,如咳嗽、咽痛、流涕、鼻塞等;与成人相比,儿童的胃肠道症状较明显,如恶心、呕吐、腹泻和食欲减退等。新生儿流感常常是被患病的家人传染所致，容易合并肺炎，可出现精神差，吃奶减少或拒奶，嗜睡，活动减少甚至呼吸暂停等症状。极少数儿童感染流感后可能会出现并发症，如中耳炎、喉炎、支气管炎、肺炎、急性呼吸窘迫综合征、心肌炎、肝肾损害、脑炎、横纹肌溶解或肌炎、脑病等。对于大多数没有并发症的流感儿童而言，病程多为自限性，3~5 天体温可降至正常，但咳嗽、疲劳、乏力可能会持续数周才恢复。

## 五、哪些儿童是重症流感的高风险人群? 儿童出现哪些症状应尽快就医?

罹患重症流感的高风险儿童包括：年龄 <5 岁，尤其是 <2 岁的儿童；存在慢性基础病的儿童，包括哮喘、慢性肺疾病等呼吸系统疾病，精神运动发育落后、神经肌肉病等神经系统疾病，先天性心脏病、营养不良、肿瘤、糖尿病、肾病、免疫缺陷或服用免疫抑制剂者，长期住院患儿、肥胖儿童、接受阿司匹林或水杨酸类药物治疗的儿童等。当高风险人群在流感流行季节出现发热时，应高度重视并及早就医，一旦考虑流感病毒感染要尽早开始给予抗病毒药物治疗。如果没有禁忌证，重症流感的高风险人群应该在流感季节开始前积极接种疫苗。

当儿童出现以下情况时,家长应尽快带儿童就医:持续高热不退或发热超过 3 天;精神反应差,嗜睡,或烦躁、易惊,难于安抚;呼吸明显增快或出现鼻翼扇动,呼吸时点头、耸肩等呼吸困难的表现;皮疹,面色苍白,皮肤发花,或口唇及其周围青紫;惊厥发作;拒食或喂养困难,尿量减少,哭时无泪,频繁呕吐;流感样症状改善后再次出现发热、咳嗽加重。

# 六、流感怎么诊断?

在流感流行季节,有流感样症状儿童,尤其是 1 周内有流感患者接触史的儿童,首先要考虑流感病毒感染,通过流感病毒抗原或核酸检测等临床常用的检测方法来帮助明确诊断。流感的诊断主要依据流行病学史、临床表现和病原学检查,具体标准如下:

（1）流感样病例:在流感流行季节,出现以下表现:①发热,体温≥38℃;②伴咳嗽和/或咽痛。

（2）临床诊断病例:出现上述流感临床表现,有流行病学史(发病前 7 天内无有效个人防护的情况下与疑似或确诊流感病例有密切接触,或系流感样病例聚集发病者之一,或有明确传染他人的证据)且排除其他引起流感样症状的疾病。

（3）确诊病例:流感临床诊断病例,具有以下≥1种病原学检测结果阳性:①流感病毒核酸检测阳性;②流感抗原检测阳性;③流感病毒分离培养阳性;④急性期和恢复期双份血清流感病毒特异性IgG抗体水平呈4倍或4倍以上升高。

（4）重症流感病例:流感病例出现下列1项或1项以上情况者为重症流感病例,①呼吸困难和/或呼吸频率增快:5岁以上儿童>30次/min;1~5岁>40次/min;2~12月龄>50次/min;新生儿~2月龄>60次/min;②神志改变:反应迟钝、嗜睡、躁动、惊厥等;③严重呕吐、腹泻,出现脱水表现;④少尿:儿童尿量<0.8ml/（kg·h）,或每日尿量婴幼儿<200ml/m$^2$,学龄前儿童<300ml/m$^2$,学龄儿童<400ml/m$^2$,14岁以上儿童<17ml/h,或出现急性肾衰竭;⑤合并肺炎;⑥原有基础疾病明显加重;⑦需住院治疗的其他临床情况。

（5）危重病例:出现以下情况之一者,①呼吸衰竭;②急性坏死性脑病;③脓毒症休克;④多脏器功能不全;⑤出现其他需要进行监护治疗的严重临床情况。

需要注意的是,流感病毒抗原或核酸阴性并不能完全排除流感。

# 七、儿童患流感后应该怎么治疗?

针对流感的治疗措施主要包括抗病毒治疗和对症治疗两部分。使用抗流感病毒药物是治疗和控制流感的重要手段,一旦罹患流感,抗流感病毒药物使用越早越好,尤其是在发病 48 小时内使用。对于重症流感或有重症流感高危因素的患儿更应尽早使用抗流感病毒治疗,而且在流感流行季节,无需等待病毒检测结果。

目前儿童常用的抗流感病毒药物包括神经氨酸酶抑制剂(如奥司他韦、帕拉米韦)和病毒 RNA 聚合酶抑制剂(如玛巴洛沙韦)(用法见表 5-1)。这些药物有助于缩短流感的病程和病毒排毒时间,改善流感症状和减轻疾病的严重程度。但需要注意的是,这些药物只对流感有效,引起发热的呼吸道病原很多,不建议儿童只要发热就立即服用抗流感病毒药物。

除了抗流感病毒治疗外,还可以根据儿童的情况酌情给予对症治疗,以退热和缓解不适为主。注意根据儿童的年龄和体重规范选择退热药,还可以使用一些缓解咳嗽和鼻塞等症状的药物。

表 5-1 儿童常用抗流感病毒药物用法及用量

| 药物 | 人群 | | 治疗 | | 预防 | |
|---|---|---|---|---|---|---|
| | | | 剂量 | 疗程 | 剂量 | 疗程 |
| 奥司他韦 | 成人 | | 75mg,2次/d | 5天,重症可适当延长 | 75mg,1次/d | 10天 |
| | 12个月以上的儿童 | ≤15kg | 30mg,2次/d | | 30mg,1次/d | |
| | | >15~23kg | 45mg,2次/d | | 45mg,1次/d | |
| | | >23~40kg | 60mg,2次/d | | 60mg,1次/d | |
| | | >40kg | 75mg,2次/d | | 75mg,1次/d | |
| | 9~11个月婴儿 | | 每剂 3.5mg/kg,2次/d | | 3.5mg/(kg·次),1次/d | |
| | 足月婴儿 0~8个月 | | 每剂 3.0mg/kg,2次/d | | (3~8月龄)3.0mg/(kg·次),1次/d | |
| | 早产儿 | 矫正胎龄 <38周 | 每剂 1.0mg/kg,2次/d | 5天 | (0~3月龄不推荐使用,除非紧急情况下,经临床评估必须使用) | |
| | | 矫正胎龄 38~40周 | 每剂 1.5mg/kg,2次/d | 5天 | | |
| | | 矫正胎龄 >40周 | 每剂 3.0mg/kg,2次/d | 5天 | | |

续表

| 药物 | 人群 | | 治疗 | | 预防 | |
|---|---|---|---|---|---|---|
| | | | 剂量 | 疗程 | 剂量 | 疗程 |
| 帕拉米韦 | 91天~17岁 | | 10mg/kg（最高剂量600mg），i.v. 超过30分钟给药，1次/d | 1~5天 | | |
| | 31~90天 | | 8mg/kg | | | |
| | 0~30天 | | 6mg/kg | | | |
| 玛巴洛沙韦 | ≥5岁 | <20kg | 2mg/kg，口服 | 单剂 口服 | | |
| | | 20~80kg | 40mg，口服 | | | |
| | | ≥80kg | 80mg，口服 | | | |

## 八、流感能够预防吗？可以采用药物预防吗？

　　每年接种流感疫苗是预防流感和减少重症流感的最佳手段。如果没有禁忌证，所有≥6个月的儿童和青少年均应积极接种流感疫苗。由于6月龄以下的小婴儿无疫苗接种推荐，故其家庭成员和照护者应积极接种疫苗以实现对这一人群的间接保护。孕妇接种流感疫苗可通过胎传抗体保护6月龄以下的小婴儿。

　　在流感流行季节，对一些重点人群可采用药物预防，推荐人群包括：有发生重症流感或流感并发症高风险，且存在流感疫苗禁忌、或未接种流感疫苗、或接种疫苗后2周内、或存在免疫异常对疫苗无反应的儿童；与未免疫的高危儿童或年龄<2岁的婴幼儿密切接触的、未经免疫的家庭成员或看护者或卫生保健人员；与有流感并发症高风险人群密切接触的家庭成员发生流感暴露后，可采用药物预防。常用的预防药物为奥司他韦。值得注意的是，预防性使用抗流感病毒药物不能替代疫苗接种，且停药后会重新恢复对流感的易感性，故不推荐对儿童常规进行药物预防。另不推荐对3个月以内的婴儿进行药物预防。

（王　荃）

第六章

# 儿童呼吸道合胞病毒感染的防控

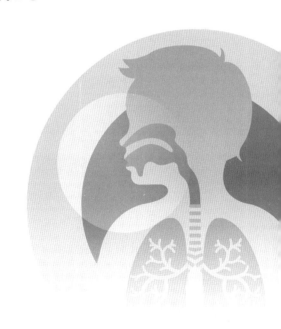

## 一、呼吸道合胞病毒有什么特点?

呼吸道合胞病毒(respiratory syncytial virus,RSV)是 1956 年从黑猩猩呼吸道分离出来的,归属肺炎病毒科正肺病毒属,中等大小(120~300nm),有包膜,为非节段性单股负链 RNA 病毒。RSV 存在 A、B 两个亚型,我国北方地区 RSV A、B 亚型呈交替流行。RSV 是引起儿童毛细支气管炎的主要病原体,它可引起 50%~90% 的毛细支气管炎。

## 二、呼吸道合胞病毒感染会引发哪些疾病?

呼吸道合胞病毒是世界范围内 5 岁以下儿童呼吸道感染最常见的病原体之一,严重危害儿童健康。2019 年,我国 5 岁以下儿童 RSV 急性下呼吸道感染发病共约 350 万例,占全球 10% 以上;同时,我国 5 岁以下儿童 RSV 急性下呼吸道感染住院人数为 62 万~95 万,占全球的 17%~24%,位居全球第 2 位;每 50 名 5 岁以下 RSV 相关呼吸系统疾病住院患儿中就有 1 名死亡。大多数 RSV 感染的患儿能完全康复,不留后遗症,但由于婴儿期是肺发育关键期,婴儿感染 RSV 后出现反复喘息、气道高反应,甚至哮喘的风险增高。

## 三、呼吸道合胞病毒是如何传播的?

RSV 主要通过呼吸道飞沫传播,如在呼吸道合胞病毒感染患者咳嗽或打喷嚏时与其近距离接触等。直接接触也是最常见的传播途径,鼻咽黏膜或眼黏膜接触含病毒的分泌物或污染物传播。气溶胶也可引起传播。呼吸道合胞病毒感染后潜伏期通常为 3~8 天,无明显症状时也具有传染性。

RSV 引起的毛细支气管炎具有季节性,受纬度和气象条件(如风速、温度和湿度等)的影响。在北半球温带气候,多在 10 月末出现,高峰季节是 1 月和 2 月,4 月结束。而我国南方的高峰季节则在春季或夏季。

## 四、儿童感染呼吸道合胞病毒后会出现哪些症状?

RSV 是引起儿童严重呼吸道感染的重要病原。RSV 感染不能产生永久性免疫,不能保护儿童免于再次感染。儿童感染RSV 所表现出的症状差异很大,可以表现为症状轻微的上呼吸道感染或中耳炎,也可以表现为严重的下呼吸道感染。儿童早期 RSV 感染大部分局限于上呼吸道,表现如鼻塞、流涕、咳嗽和声音嘶哑等,同时往往伴有发热。RSV 感染患儿也可以发展为下呼吸道感染,主要表现为毛细支气管炎或肺炎,多见于婴儿及<2 岁儿童,毛细支气管炎儿童早期表现为鼻塞,伴/不伴流涕、

咳嗽,低至中度发热;1~3 天后,出现阵发性咳嗽,3~4 天后出现喘息、呼吸急促和呼吸困难,严重时可有发绀(口唇青紫);5~7天达疾病高峰。其他常见症状还有:呕吐、烦躁、易激惹、奶量下降。小于 3 个月的小婴儿可出现呼吸暂停。50% 左右的婴儿体温可达 38.5℃或更高。此外,毛细支气管炎尚可有呼吸系统以外的其他症状,如 RSV 感染诱发的心肌炎、心律失常,中枢神经系统表现,如中枢性呼吸暂停(多见于 2 个月以下的婴儿)、抽搐、嗜睡、喂养或吞咽困难等,RSV 直接侵犯免疫功能正常儿童的肝脏可有转氨酶增高,其他表现包括低体温、皮疹、血小板减少及结膜炎。16%~50% 以上的毛细支气管炎儿童可发生中耳炎。

大多数 RSV 感染的患儿能完全康复,不留后遗症。早产儿、合并先天性心脏病或有唐氏综合征、免疫功能缺陷等疾病的患儿,RSV 感染后临床表现往往更重,出现呼吸系统后遗症的比例相对较高。

## 五、哪些儿童是呼吸道合胞病毒感染的高风险人群? 儿童出现哪些情况应尽快就医?

事实上,呼吸道合胞病毒并非儿童"专属",各年龄段人群均可能感染。RSV 引起的毛细支气管炎主要见于 2岁以下的婴幼儿,发病高峰年龄是 2~6 月龄。重症 RSV感染的高危人群包括:年龄小于 12 周龄、早产儿、低出生体重、慢性肺疾病、囊性纤维化、先天性气道畸形、咽喉功能不协调、先天性心脏病、神经系统疾病、免疫缺陷或唐氏综合征患儿等。其中,最常见的是早产,其次为先天性心脏病。

当儿童出现持续或反复高热、喘息、呼吸费力或频率明显增快、精神萎靡、嗜睡等情况时,家长应尽快带儿童就医。

## 六、呼吸道合胞病毒感染如何诊断?

确定 RSV 感染诊断必须以病原学结果为依据。目前可应用于临床 RSV 感染诊断的方法主要是抗原检测及核酸检测。抗原检测阳性意味着病毒在活跃的复制增殖状态,与临床表现相关性较好,急性期过后很快转阴性,世界卫生组织推荐快速诊断 RSV 的首选方法是免疫荧光技术。相比抗原检测,核酸检测的敏感性和特异性较高。RSV 引起的毛细支气管炎是医生根据患儿的病史和体格检查得出的临床诊断。多在 RSV 高发的冬春季节发病。常见的症状为喘息样呼吸困难伴有卡他症状(鼻塞、流涕、咳嗽等),少数婴儿,特别是早产儿,在出现特征性的咳嗽、呼吸急促前可表现为呼吸暂停。应当根据病史和体格检查诊断毛细支气管炎并评估其严重程度,是否有发生重症毛细支气管炎的危险因素等。

## 七、儿童呼吸道合胞病毒感染该如何治疗?

儿童感染 RSV 的治疗包括一般对症治疗和药物治疗,对于急性期患儿应动态观察及评估病情变化,当血氧饱和度持续低于 90%~92% 时,给予氧疗。经鼻持续气道正 压 通 气(nasal continuous positive airway pressure,nCPAP)或机械通气等呼吸支持的指征如下:①进行性加重的三凹征、鼻翼扇动及呻吟;②进行性的呼吸急促,鼻导管吸氧下不能维持正常的血氧饱和度;③呼吸暂停,特别是频繁的呼吸暂停。对喘憋严重并出现呼吸困难的患儿使用 nCPAP 能降低有创气管插管率,有效改善呼吸窘迫,减少呼吸做功,改善氧合。高流量鼻导管吸氧也可作为毛细支气管炎患儿的给氧方式,与常规吸氧方式相比,未入住重症监护病房的毛细支气管炎患儿通过此给氧方式可减少治疗升级的风险。当有上气道阻塞并引起呼吸困难或喂养困难时可给予口鼻腔吸痰或生理盐水滴鼻缓解鼻塞症状,保持呼吸道通畅。感染 RSV 后的儿童如果能正常进食,建议继续经口喂养,如出现呼吸急促、呼吸困难、易呛奶等情况,可给予鼻胃管营养摄入,必要时可给予静脉营养,以保证体内水电解质稳定。

对于 RSV 引起的下呼吸道感染,在抗感染、平喘、吸氧补液等常规治疗的基础上,可试用重组人 α 干扰素进行抗病毒治疗。干扰素 α1b 2~4μg/(kg·次),2 次/d,疗程 5~7天;干扰素 α2b 10 万~20 万 IU/(kg·次),2 次/d,疗程 5~7 天。对于 RSV 感染伴喘息症状患儿,可试用支气管舒张剂,观察临床效果,如用药后症状有所缓解可继续应用,如用药后无改善,则考虑停用。一般药物包括硫酸沙丁胺醇溶液雾化吸入,<6 岁,2.5mg/次,用药间隔视病情轻重而定;特布他林雾化液,体重 <20kg,2.5mg/次。视病情轻重每天给药 3~4 次。异丙托溴铵 <12 岁,250μg/次,多与短效 $\beta_2$ 受体激动剂联合雾化吸入。不推荐常规应用全身糖皮质激素,对有过敏体质或过敏性疾病家族史的喘息患儿,可试用雾化吸入糖皮质激素联合支气管舒张剂。可以使用布地奈德,0.5~1.0mg/次,视病情轻重每天给药 1~2 次。对 RSV 感染后引起严重喘憋的患儿,当其他治疗效果不佳,且住院超过 3 天时,可考虑应用 3% 高渗盐水雾化治疗,要求雾化时间少于 20 分钟,用药期间需密切监测,如用药 48~72 小时患儿临床症状不缓解、加重或有刺激性呛咳,需立即停用,并注意吸痰,保持气道通畅。高渗盐水雾化不推荐作为常规治疗。无合并细菌感染时,无需使用抗菌药物,也不建议预防性用药;当考虑继发细菌感染,或重症病例存在细菌感染高危因素时,可予以应用。

## 八、呼吸道合胞病毒感染可以预防吗? 如何对儿童进行家庭护理?

RSV 感染是可以预防的。洗手和接触防护是预防传播的重要措施。家庭护理方面,提倡母乳喂养至少 6 个月;避免暴露于烟草和其他烟雾中;在 RSV 流行季节,限制高风险婴儿去儿童保育机构;在任何场所均应洗手(用肥皂洗手或含酒精的溶液洗手),尤其是对于高风险婴儿在暴露于有呼吸道感染风险的年长儿童时更应多次洗手;养成良好的咳嗽卫生习惯。

对于 RSV 重症高危儿童(患有先天性心脏病及慢性肺疾病的早产儿),可以应用针对 RSV 的特异性抗体(尼塞韦单抗)。目前 RSV 疫苗尚处于研发阶段。

(高 琦 徐保平)

第七章

# 儿童腺病毒感染的防控

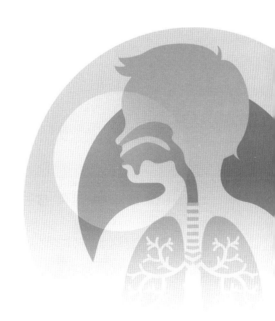

# 一、腺病毒感染有什么特点？

腺病毒为无包膜的双链 DNA 病毒。腺病毒感染可引起多种疾病，包括肺炎、支气管炎、膀胱炎、眼结膜炎等。与呼吸道感染相关的腺病毒主要有 B、C、E 三个亚属。腺病毒肺炎约占社区获得性肺炎的 4%~10%，重症肺炎以 3 型及 7 型多见。

# 二、腺病毒是如何传播的？

腺病毒感染潜伏期一般为 2~21 天，平均为 3~8 天，潜伏期末至发病急性期传染性最强。有症状的感染者和无症状的隐性感染者均为传染源。传播途径包括：飞沫传播（呼吸道感染腺病毒的主要传播方式）、接触传播（手接触被腺病毒污染的物体后，未经洗手而触摸口、鼻或眼睛）、粪口传播（接触腺病毒感染者的粪便）。

# 三、儿童感染腺病毒后会出现哪些症状？

儿童感染腺病毒后可表现为上呼吸道感染，如咽结合膜热，也可表现为下呼吸道感染，如支气管炎、肺炎。目前腺病毒感染引起的上呼吸道感染较多，主要表现为高热、精神略差，有咳嗽但不剧烈，可有咽痛，扁桃体有白色分泌物。若儿童出现发热高峰和持续无好转,高热超过 3 天,咳嗽加重,精神和食欲变差,需警惕肺炎的可能,腺病毒肺炎起病急,常在起病之初即出现 39℃以上的高热,可伴有咳嗽、喘息,轻症者一般在 7~11 天体温恢复正常,其他症状也随之消失;重症患儿高热可持续 2~4 周,一些患儿最高体温 >40℃。病后 3~5 天可出现呼吸困难,伴精神萎靡或烦躁,易激惹,甚至抽搐。部分患儿有腹泻、呕吐,少数患儿有结膜充血。腺病毒肺炎的并发症可出现呼吸衰竭、急性呼吸窘迫综合征、纵隔气肿或皮下积气、胃肠功能障碍(表现为腹泻、呕吐,可并发消化道出血,出血量一般不大)、中毒性脑病或脑炎(表现为一般情况差、精神萎靡、嗜睡、易激惹,重者还可能出现惊厥及昏迷)等。腺病毒肺炎可混合其他病毒、细菌、支原体、真菌感染等,混合感染加重病情,多见于发病 7 天以后。

## 四、哪些儿童更容易发生腺病毒肺炎或出现重症?

腺病毒肺炎最常发生于 6 月龄~5 岁,尤其是 2 岁以下儿童。患慢性基础疾病和免疫功能受损者(如器官移植、HIV 感染、原发性免疫缺陷等)、早产儿及小于 3 月龄婴儿更易发生重症感染。重症腺病毒肺炎的儿童可高热 3~5 天以上,伴有精神萎靡、面色发灰、口唇发绀、持续喘息,肺部病变进展迅速,化验检查可见白细胞明显增加或减少、血小板下降、CRP 和 PCT 明显升高等。

## 五、腺病毒肺炎如何诊断?

　　根据流行病学史、临床和影像学表现以及腺病毒病原学进行诊断。强调在病原学诊断之前根据临床表现对本病进行早期识别,并及时进行病原学检查,采取隔离措施以及恰当的经验性治疗。若当地有腺病毒感染病例,儿童高热持续3天以上、面色苍白、精神反应差,医生查体肺部有啰音、心率增快,应高度警惕腺病毒肺炎的可能,尽早行病原学检查,以早期诊断。

## 六、腺病毒肺炎如何治疗?

　　腺病毒感染目前无特效的病毒治疗药物,轻症患儿多呈自限性,避免过度治疗。应及时识别重症患儿,密切动态观察病情变化。对出现并发症的重症腺病毒肺炎患儿,应加强监护措施,监测意识状况、呼吸状况及血氧饱和度、肝肾及胃肠功能,并注意出入量平衡。目前的抗病毒药物,如利巴韦林、阿昔洛韦、更昔洛韦等对腺病毒疗效不确切,不推荐使用。对于西多福韦针对免疫力低下儿童治疗腺病毒肺炎有个案报道,但疗效和安全性尚未确定。经普通氧疗或无创通气或高流量通气治疗后病情无改善,并有以下表现时,需及早气管插管进行机械通气:①严重低氧血症:吸氧浓度 >50%,而 $PaO_2<50mmHg$;②二氧化碳潴留:$PaCO_2>70mmHg$;③呼吸困难明显,气道分泌物不易清除;④频繁呼吸暂停。

重症腺病毒肺炎,推荐静脉用丙种球蛋白 1.0g/(kg·d),连用 2 天。慎重选择糖皮质激素,可用于以下情况:①中毒症状明显、有脑炎或脑病、噬血细胞综合征等并发症;②脓毒症;③有持续喘息,影像学以细支气管炎为主。多选择甲泼尼龙 1~2mg/(kg·d)或等量氢化可的松,静脉注射。对危重症或炎症反应过强,可酌情增加剂量,但需权衡利弊,若不能除外混合感染,尤其是真菌、结核感染,需要在充分抗感染的前提下应用。一般短疗程使用为宜。支气管镜检查和治疗推荐用于有明显气道阻塞、不除外并存异物、支气管畸形,以及肺炎控制后,怀疑发生支气管闭塞的患儿。对于无合并细菌、真菌、支原体感染的患儿不推荐使用抗菌药物。对于高热、影像学提示大叶实变、D-二聚体明显升高,有肺栓塞危险或已发生肺栓塞的患儿,需给予抗凝治疗,应用低分子量肝素 80~100IU/(kg·次),每 12~24 小时 1 次,皮下注射。腺病毒肺炎合并急性肾损伤时可行持续血液净化治疗,合并急性肝衰竭或噬血细胞综合征时可行血浆置换治疗。重症肺炎经机械通气和/或其他抢救治疗无改善时,可考虑进行体外膜肺氧合(extracorporeal membrane oxygenation, ECMO)治疗。重症肺炎患儿出院后应随诊观察有无运动不耐受、呼吸增快或困难、运动后喘息等闭塞性细支气管炎表现,并随诊肺功能的变化。

## 七、如何预防腺病毒感染?

对于腺病毒感染的患儿,应早期隔离,避免交叉感染。为避免腺病毒在医院内的传播,腺病毒肺炎患儿应当隔离治疗,临床疑似病例应当使用单间隔离,确诊病例可以同时安置于多人房间,床间距 >1 米。腺病毒在一些物体(如水槽和毛巾)的表面可存活较长时间,且其对乙醇、乙醚等常用消毒剂不敏感。因此,被腺病毒污染的物体表面和器具需要使用含氯消毒剂、过氧乙酸等消毒剂消毒或采用加热消毒处理。每一位患儿的食具和便器应专用。医务人员和患儿均应做好手卫生。

(高琦　徐保平)

第八章

# 儿童新型冠状病毒感染的防控

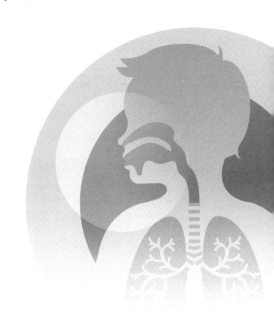

# 一、新型冠状病毒有什么特点?

新型冠状病毒(简称"新冠病毒",SARS-CoV-2)为β属冠状病毒,是单股正链 RNA。病毒有包膜,颗粒呈圆形或椭圆形,直径 60~140nm,病毒颗粒中包含 4 种结构蛋白:刺突蛋白(spike,S)、包膜蛋白(envelope,E)、膜蛋白(membrane,M)、核壳蛋白(nucleocapsid,N)。新型冠状病毒在人群中的流行和传播过程中,基因可频繁发生突变,当不同亚型或子代分支同时感染人体时,还可能发生重组,产生重组病毒株。某些突变或重组可影响病毒生物学特性,可能增加对疫苗的免疫逃逸能力和降低不同亚分支变异株之间的交叉保护能力,导致突破感染和一定比例的再感染。因此,需要持续监测新型冠状病毒的基因突变、新变异株的出现及其生物学特性的变化。

新型冠状病毒在不同物体表面的存活时间存在较大差异。常温下,新型冠状病毒在气溶胶中可存活 3~16 小时;在不锈钢和塑料表面,其感染性可达 3~4 天;在通风不良的公共汽车,空气中可存活至少 30 分钟;低温环境中的存活时间更长。新型冠状病毒对紫外线和热敏感,56℃ 30 分钟、乙醚、75% 酒精、含氯消毒剂、过氧乙酸和氯仿等脂溶剂均可有效灭活病毒,但氯己定不能有效灭活病毒。

## 二、新型冠状病毒是如何传播的?

新型冠状病毒感染者(包括有症状和无症状感染者)是新型冠状病毒感染的主要传染源。有症状感染者在潜伏期即有传染性,发病后 3 天内的传染性最强。新型冠状病毒主要通过呼吸道飞沫传播和密切接触传播;在相对封闭的环境中,可经气溶胶传播;接触被病毒污染的物品后也可以造成病毒传播。有母婴垂直传播的相关报道,但目前仅见于妊娠后期的感染病例。

一年四季均可出现新型冠状病毒流行,高温和紫外线在一定程度上可减弱其传播,故夏季发病率相对较低,秋冬季增加。儿童普遍易感,家庭、学校和托幼机构常发生聚集性发病。

## 三、儿童感染新型冠状病毒后会出现哪些症状?

大多数儿童新型冠状病毒感染为轻症,主要症状为发热,部分儿童可出现高热,一般不超过 3 天。新型冠状病毒感染后还常伴有呼吸道症状,如咳嗽、鼻塞、流涕、咽痛等;部分儿童可有食欲下降、呕吐、腹泻等消化道症状;少数可出现声音嘶哑、喉鸣等急性喉炎或喉气管炎的表现,或出现喘息,但极少出现严重呼吸窘迫;少数儿童可能发生热性惊厥,极少数可发生脑炎、脑膜炎、脑病甚至急性坏死性脑病、急性播散性脑脊髓膜炎、吉兰-巴雷综合征等危及生命的神经系统并发症。少数儿童和青少年可能在新型冠状病毒感染后2~6周出现儿童多系统炎症综合征(multisystem inflammatory syndrome in children,MIS-C),主要表现为发热伴皮疹、非化脓性结膜炎、黏膜炎症、低血压或休克、凝血障碍、急性消化道症状及惊厥、脑水肿等表现,一旦发生,病情可在短时间内迅速进展并恶化。对于绝大多数没有并发症的新型冠状病毒感染儿童而言,病程多为自限性,预后良好。

## 四、哪些儿童是重症新型冠状病毒感染的高风险人群? 儿童出现哪些症状应尽快就医?

感染新型冠状病毒后,罹患重症的高风险儿童包括有基础疾病的患儿,如先天性心脏病、慢性肺疾病、神经系统疾病、重度营养不良、肿瘤、肥胖、糖尿病、遗传性疾病、先天性和获得性免疫功能缺陷或低下等。另外,早产儿和出生低体重儿感染也需重点关注病情进展。

当儿童出现以下情况时,家长应尽快带儿童就医:持续高热不退或发热超过3天,或病程>1周且症状和/或体征无改善或进行性加重者;出现精神反应差,嗜睡,或烦躁、易惊;

静息状态下,呼吸明显增快,呼吸时出现鼻翼扇动、点头、耸肩等呼吸困难的表现;咳嗽频繁,影响正常作息,或出现声音嘶哑甚至发不出声音;惊厥发作、意识障碍;出现严重的消化道症状,如呕吐、腹泻和腹痛等;吃奶减少甚至拒奶、尿少。

## 五、新型冠状病毒感染怎么诊断?

新型冠状病毒感染的诊断需结合流行病学史、临床表现和实验室检查等综合分析,新型冠状病毒核酸检测阳性为确诊的首要标准。诊断标准如下:

(1)具有新型冠状病毒感染的相关临床表现。

(2)具有以下一种或以上病原学、血清学检查结果:①新型冠状病毒核酸;②新型冠状病毒抗原检测阳性;③新型冠状病毒分离、培养阳性;④恢复期新型冠状病毒特异性IgG抗体水平为急性期4倍或4倍以上升高。

需注意的是,新型冠状病毒感染存在无症状感染者,其新型冠状病毒病原学检测呈阳性,但整个感染过程中无相关临床表现。此外,新型冠状病毒核酸或抗原阴性并不能完全排除新型冠状病毒感染。

儿童符合下列任何一条需诊断为新型冠状病毒感染重型:①超高热或持续高热超过3天;②出现气促(<2月龄,呼吸≥60次/min;2~12月龄,呼吸≥50次/min;1~5岁,呼

吸≥40 次/min；>5 岁，呼吸≥30 次/min )，除外发热和哭闹
的影响；③静息状态下，吸空气时指脉氧饱和度≤93%；④出
现鼻翼扇动、三凹征、喘鸣或喘息；⑤出现意识障碍或惊厥；
⑥拒食或喂养困难，有脱水征。

儿童符合下列任何 1 条应诊断为新型冠状病毒感染危
重型：①出现呼吸衰竭且需要机械通气；②出现休克；③合并
其他器官功能衰竭需重症监护病房监护治疗。

## 六、新型冠状病毒感染儿童应该怎么治疗?

我国目前尚无批准用于儿童新型冠状病毒感染的特异
性抗病毒药物，针对儿童新型冠状病毒感染的治疗措施主要
为对症治疗。

保证充分的能量和营养摄入，注意水、电解质平衡。积
极控制高热，根据儿童的年龄和体重规范使用退热药；鼻塞、
咳嗽、咳痰严重者还可以使用一些缓解咳嗽和鼻塞等症状的
药物；出现腹泻时，要综合评估儿童脱水情况，轻度脱水者首
选口服补液盐，重者需静脉补液。在家中出现惊厥时的护理
见第三章发热。

如果儿童出现声音嘶哑，提示发生了急性喉炎或急性
喉气管炎，应尽快就医。医生需尽快评估上气道梗阻和缺
氧程度。有缺氧者予以吸氧，同时应保持环境空气湿润，避

免烦躁和哭闹。药物治疗首选糖皮质激素。轻症可单剂口服地塞米松 0.15~0.60mg/kg，最大剂量为 16mg；或口服泼尼松龙 1~2mg/(kg·d)，最大剂量为 60mg/d；中度、重度病例首选地塞米松（0.6mg/kg，最大剂量为 16mg）口服，不能口服者可静脉或肌内注射；也可同时给予糖皮质激素雾化吸入，如布地奈德。紧急情况下也可雾化吸入 L-肾上腺素以快速缓解上气道梗阻症状，每次 0.5ml/kg（最大量 5ml），持续 15 分钟，若症状不缓解，15~20 分钟后可重复吸入。

出现喘息以及肺部哮鸣音者，在综合治疗的基础上可加用支气管舒张剂和糖皮质激素雾化吸入，常用药物包括沙丁胺醇、异丙托溴铵、布地奈德等，痰液黏稠者可加用 N 乙酰半胱氨酸雾化吸入。若发生重症肺炎或急性呼吸窘迫综合征，需给予适宜的呼吸支持和激素等免疫调节治疗，并根据病情尽快转入重症监护病房综合治疗。

存在脑炎和脑病等神经系统并发症时，应积极控制体温，降颅内压，止惊，保证通气和氧合，严重脑病尤其是急性坏死性脑病的病情凶险，需尽快收入重症监护病房，并及时给予大剂量糖皮质激素和丙种球蛋白冲击治疗，酌情使用血浆置换、托珠单抗及改善线粒体代谢的治疗。

儿童多系统严重综合征常合并休克和心血管功能障碍，也应尽早收入重症监护病房治疗。

## 七、新型冠状病毒感染能够预防吗?

　　疫苗接种是预防新型冠状病毒感染、降低感染后重症率和死亡率的重要方法。鼓励符合接种条件的儿童进行新型冠状病毒疫苗接种。目前灭活疫苗已在我国3岁及以上儿童中广泛接种。此外,非药物预防措施也是重要手段,详见第一章总论。

(武洁　王荃)

第九章

# 儿童鼻病毒感染的防控

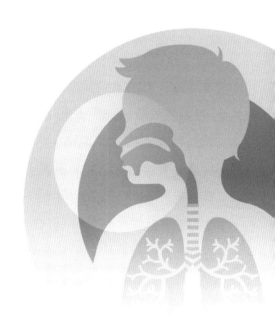

# 一、鼻病毒有什么特点?

　　鼻病毒是小核糖核酸病毒家族的成员。它是一种小型(30nm)单链 RNA 病毒,已发现有 100 余种不同血清型,是上呼吸道感染常见的病原体。半数左右"感冒"是由鼻病毒引起,其感染症状主要局限于上呼吸道,多在鼻部,一般为自限性疾病,1~2 周左右可自愈。

# 二、鼻病毒是如何传播的?

　　鼻病毒所致感冒患者和隐性感染者是鼻病毒的主要传染源。鼻病毒的病毒主要通过带有鼻病毒的呼吸道飞沫(如打喷嚏、咳嗽、交谈时产生)传播,也可因口、鼻、眼睛等处黏膜直接或间接接触污染物体表面后进行传播。病毒进入鼻腔后沉积在鼻黏膜上或眼结膜上时会发生感染。鼻病毒在鼻腔分泌物中存在 5~7 天,但可能在鼻咽中持续存在长达 2~3 周。一般认为发病或感染后 5 天内传染性最强。

## 三、儿童感染鼻病毒后会出现哪些症状?

鼻病毒感染多表现为上呼吸道感染,鼻部症状最多见,幼儿大多数感染有症状,而年龄较大的儿童和成人部分无症状。

临床表现可能会根据患者的年龄而有所不同。年龄较大儿童通常表现为流涕、鼻塞、咳嗽(多为干咳)、喉咙痛或发痒。幼儿除鼻部症状外,最初可能出现发热,多数表现为低热(38.5℃以下),也可表现为高热,一般发热症状不超过3天。其他症状通常会在1~2周内消失。

需要重点关注的是:对于哮喘儿童(尤其是哮喘未控制者),鼻病毒会引起哮喘急性发作,导致剧烈咳嗽及喘息;对于咳嗽变异性哮喘患儿可出现鼻部症状及咳嗽症状加重和迁延(2周以上,甚至1个月以上)。

另外,单独感染鼻病毒是否可引起社区获得性肺炎(community acquired pneumonia,CAP)尚存在争论,但其可与肺炎支原体、细菌或其他病毒混合感染导致肺炎病情加重或难治。

## 四、上呼吸道感染需要常规查鼻病毒核酸吗?

不需要。上呼吸道感染症状轻,呈自限性,持续时间短,且鼻病毒无特殊治疗,不需要常规查病原。

## 五、鼻病毒导致的呼吸道感染如何治疗?

目前无特效抗鼻病毒药物。鼻病毒所致的呼吸道感染主要为对症治疗,鼻部症状可给予生理盐水冲洗鼻腔、应用减充血剂喷鼻缓解鼻塞;其他症状如咳嗽主要通过对症治疗。诱发哮喘者按哮喘急性发作流程治疗。肺炎患者按主要病原体治疗。

## 六、鼻病毒能够预防吗?

目前无鼻病毒有效预防药物和疫苗。

预防措施同其他呼吸道感染,注意通风、戴口罩、勤洗手、保持社交距离等。

流行季节或密切接触者可行鼻腔冲洗减少病毒的黏附,降低鼻病毒的总数量,达到降低鼻病毒类疾病发病率的目的。

(张　翔　赵顺英)

第十章

# 儿童偏肺病毒感染
# 的防控

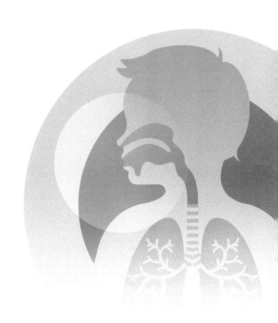

# 一、偏肺病毒有什么特点?

　　人偏肺病毒(human metapneumovirus,hMPV)是2001年荷兰学者首次从不明原因的呼吸道感染患儿鼻咽分泌物标本中分离鉴定出的一种新型呼吸道病原。其归类于单分子负链RNA病毒目,副黏病毒科,肺病毒亚科,偏肺病毒属。该病毒有2个血清型(A和B)和4个亚型(A1,A2和B1,B2),并且在人群中至少存在了半个世纪,呈全球流行。人偏肺病毒是呼吸道感染的常见病原,在急性呼吸道感染的住院儿童中,其检出率为5%~10%。

# 二、偏肺病毒的流行情况怎样?

　　人偏肺病毒在全世界范围内广泛流行,年幼儿童和年老成人及有免疫缺陷者均为易感人群。偏肺病毒的流行具有季节性,亚热带(如中国香港)偏肺病毒感染的发病高峰为春、夏季,我国北京地区以冬、春季发病为主。

　　偏肺病毒的传播途径主要是通过呼吸道飞沫,或者手-口、手-眼接触污染的物体表面传播。

## 三、儿童感染偏肺病毒后会有哪些表现?

　　儿童感染偏肺病毒的症状严重程度不一,可以是轻微的上呼吸道感染,也可以表现为严重的毛细支气管炎和肺炎。儿童偏肺病毒下呼吸道感染的临床表现与呼吸道合胞病毒(RSV)下呼吸道感染相似,对于小于6月龄的儿童,hMPV感染比RSV感染病情轻;对于12~23月龄的儿童,hMPV感染比RSV感染病情重。偏肺病毒下呼吸道感染多见于婴幼儿,男女比例为1.8∶1。发病初期表现为上呼吸道感染症状,如咳嗽、流涕、鼻塞等,发热多在38℃以上,也可表现为高热。出现下呼吸道感染时患儿可出现呼吸增快、喘息、呼吸困难和发绀(口唇青紫)等,少数病例可以发生呼吸衰竭和心力衰竭。

　　在有潜在免疫缺陷或免疫抑制的患儿,如早产儿、伴有心肺疾病和造血干细胞移植者,偏肺病毒感染可以表现为严重、致命性肺炎。偏肺病毒和RSV混合感染患儿病情重于单一病原感染者,有研究显示,70%的儿科重症监护病房的RSV感染患儿合并偏肺病毒感染。

## 四、偏肺病毒感染如何诊断?

儿童感染偏肺病毒的临床表现并无特异性,因此,病原学诊断较为重要。临床上偏肺病毒感染的病原学诊断方法包括核酸和抗原检测,前者具有较高的敏感性和特异性,是目前诊断偏肺病毒的主要方法,后者可以达到早期和快速诊断的目的,但敏感性不如核酸检测。

## 五、儿童偏肺病毒感染该如何治疗?

目前对于偏肺病毒感染的治疗主要以对症支持治疗和预防并发症为主。对症支持治疗主要包括氧疗、保持呼吸道通畅和保证液体入量等。目前还没有抗偏肺病毒有效的药物。有报道显示利巴韦林和免疫球蛋白免疫联合应用在免疫抑制患者偏肺病毒感染重症肺炎中取得较好的效果。

## 六、感染偏肺病毒后预后如何?

多数偏肺病毒肺炎的儿童预后较好,但对于免疫缺陷或免疫抑制患儿和有其他基础疾病的患儿,感染偏肺病毒后病情较重,预后欠佳。

(高 琦 徐保平)

第十一章

# 儿童博卡病毒感染的防控

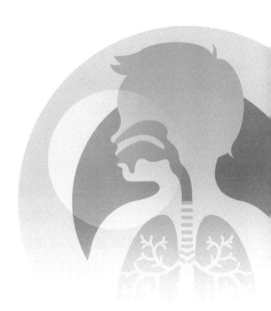

# 一、博卡病毒有什么特点?

人博卡病毒(human bocavirus,HBoV)最早是在 2005 年由瑞典研究者在儿童的鼻咽抽吸物样本中发现,属于细小病毒科、细小病毒亚科、博卡病毒属,是线状单链 DNA 病毒,直径 20~25nm。基于对病毒衣壳蛋白 VP1 的基因组分析,博卡病毒被分为 4 个基因型,即 HBoV1~4。HBoV1 与呼吸道感染密切相关,HBoV2~4 则可能与消化系统疾病有关。

博卡病毒在世界范围内广泛流行,HBoV1 主要存在于呼吸道,也可存在于消化道;HBoV2 主要存在于消化道,偶尔可在呼吸道样本见到;HBoV3 和 HBoV4 也主要存在于消化道,但检出率明显低于 HBoV2。

# 二、博卡病毒的流行情况如何?

博卡病毒可感染不同年龄段的人群,儿童为主要易感人群,尤其是 6~24 个月的婴幼儿,男女同样易感。感染在各个季节均可发生,在不同地区的发病高峰因气候和地理位置的差异而有所不同,以秋冬季居多。博卡病毒既可单独感染,又可与其他病原体混合感染。HBoV1 常与其他呼吸道病毒共同被检测出,混合感染率为 16.3%~93.5%。

### 三、儿童感染博卡病毒后会出现哪些症状?

儿童感染博卡病毒后既可以表现为无明显症状或轻度症状,也可出现严重的症状。咳嗽和发热是博卡病毒感染后最常见的呼吸道症状,其他可出现的症状包括:流涕、咳痰、喘息、呼吸困难等。部分患儿可有呕吐、腹泻等表现。博卡病毒感染后常见的诊断有上呼吸道感染、支气管炎、毛细支气管炎、肺炎、哮喘急性发作等。

### 四、博卡病毒感染如何诊断?

由于急性呼吸道感染后博卡病毒可持续存在于呼吸道,在健康人中也时常可检出低浓度的博卡病毒 DNA,所以单纯用核酸检测 DNA 诊断是否为博卡病毒急性感染并不可靠。无论是在呼吸道分泌物中还是在血清中检测出博卡病毒 mRNA,其诊断意义都高于 DNA 的检出,对于判断博卡病毒感染的疾病进程有重要意义,相比之下,抗原检测的特异度和阳性预测值较高,而敏感度较低,优势在于即时检测,帮助快速诊断。总之,诊断博卡病毒急性感染有很多实用的方法,但是仅依赖一种方法做出诊断并不可靠,多种方法联合应用对提高诊断的准确率有很大帮助。

## 五、儿童感染博卡病毒该如何治疗?

目前还没有抗博卡病毒的特效药物,主要是对症治疗。

## 六、如何预防博卡病毒感染? 居家护理需注意哪些?

目前尚无预防儿童博卡病毒的疫苗上市,其感染的预防与其他常见呼吸道疾病类似,主要包括勤洗手,做好手卫生,避免用手触摸口鼻和眼睛;在冬季等呼吸道疾病高发季节应尽量避免到密集公共场所,必要时佩戴口罩;家人中出现呼吸道感染患者时,儿童应避免与其密切接触;注意咳嗽礼仪,在咳嗽或打喷嚏时,用纸巾、衣袖或肘部遮掩口鼻等。

(高　琦　徐保平)

# 第十二章

# 儿童副流感病毒感染的防控

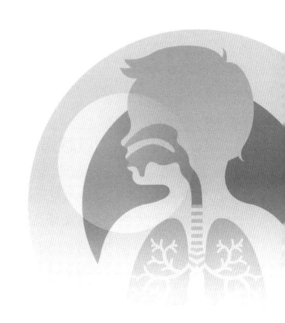

# 一、副流感病毒是什么?

副流感病毒又称为仙台病毒,属于副黏病毒科、单链包膜 RNA 病毒,主要有 4 种人血清型,其中 1 型和 3 型属于呼吸道病毒属,2 型和 4 型属于腮腺炎病毒属。副流感病毒是引起我国婴幼儿急性喉炎的主要病原体,少数情况下可引起肺炎和毛细支气管炎。一般来讲,人感染副流感病毒的潜伏期为 3~7 天。

# 二、副流感病毒是如何传播的?

副流感病毒耐受寒冷、干燥环境,主要通过患者和无症状感染者的飞沫经呼吸道传播。

# 三、儿童感染副流感病毒后会出现哪些表现?

儿童感染副流感病毒后可以出现轻微的感冒样症状,也可以出现严重的肺炎和毛细支气管炎。约半数以上的儿童以上呼吸道感染为主要表现,15% 儿童感染后可出现肺炎和毛细支气管炎。不同血清型的副流感病毒感染可引起不同的临床症状:1 型感染主要引起喉炎、喉-支气管炎,以声音嘶哑、犬吠样咳嗽和喉鸣为特点;2 型感染也可引起喉炎、喉-支气管炎,但程度通常较 1 型轻;3 型感染较其他血清型更常见于儿童,主要引起下呼吸道感染(如毛细支气管炎和肺炎),以发热、咳嗽、喘息、气促为特点;4 型通常引起轻微的上呼吸道感染症状。在有基础疾病如哮喘的儿童中,副流感病毒感染可引起哮喘急性发作。另外,也可引起咽炎及结膜炎。

儿童副流感病毒感染最值得关注的临床表现为急性喉炎,以声音嘶哑、喉鸣为主要症状,可引起喘息、气促、呼吸困难,严重时发生喉头水肿,甚至出现喉梗阻导致窒息。

## 四、儿童感染副流感病毒出现哪些情况时应尽快就医?

当儿童感染副流感病毒出现以下情况时,应尽快就医:①急性喉炎引起吸气性喉鸣和吸气性三凹征(吸气时胸骨上窝、锁骨上窝及肋间隙明显凹陷);②肺炎、毛细支气管炎引起的持续高热不退或发热超过 3 天、气促、喘息、口唇发绀及呼吸困难;③精神反应差、嗜睡、烦躁易惊,面色苍白、皮肤发花、拒食或喂养困难等。

## 五、哪些儿童是副流感病毒感染的高风险人群?

　　儿童对副流感病毒普遍易感。存在基础疾病、免疫功能低下的儿童感染副流感病毒后临床症状可能较重。

## 六、儿童副流感病毒感染如何诊断?

　　主要通过采取鼻咽/口咽样本进行 PCR 检测副流感病毒 RNA 来明确诊断。血清学检测不常规用于该病毒感染的诊断。

## 七、儿童副流感病毒感染应该如何治疗?

　　目前没有针对副流感病毒的抗病毒药物,对于感染副流感病毒的儿童一般采取对症支持治疗。针对感染引起急性喉炎的儿童应予以安抚,密切监测呼吸情况,给予糖皮质激素口服或雾化以及补液治疗,对于重症喉炎引起低氧血症者须采取呼吸支持措施。针对副流感病毒感染引起肺炎的儿童,应积极退热、呼吸支持,喘息明显者可给予糖皮质激素口服、静脉滴注或雾化,可给予静脉补液。对于存在毛细支气管炎的儿童,适当给予补液、雾化,可给予糖皮质激素口服或雾化,必要时进行呼吸支持及液体管理。

## 八、副流感病毒感染能够预防吗? 可以采用药物预防吗?

通常情况下,手卫生、社交距离的保持等防控性措施可能有助于预防副流感病毒的传播。对于确诊副流感病毒感染的住院患儿,推荐采取接触防护措施。目前尚无获得许可的副流感病毒疫苗,无预防药物。

（王　亨　赵顺英）

第十三章

# 儿童肺炎链球菌肺炎的防控

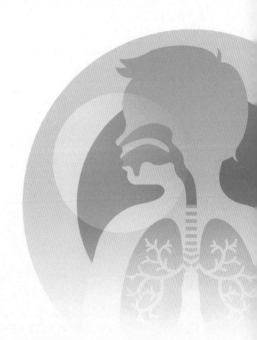

# 一、什么是肺炎链球菌?

肺炎链球菌属于 α-溶血性链球菌,是一种呈链状或成双排列的革兰氏染色阳性球菌,1881 年首次在患者的痰液中被分离。肺炎链球菌是 3 月龄以上儿童发生化脓性脑膜炎的最常见致病菌,也是儿童侵袭性细菌感染和社区获得性肺炎的常见病原。肺炎链球菌广泛分布于自然界和人类的上呼吸道、泌尿道、消化道及生殖系统中。在自然界中,肺炎链球菌的抵抗力弱,肥皂和一般消毒剂即可杀灭细菌,但其可在干燥的痰中存活 1~2 个月。

# 二、肺炎链球菌是如何传播与致病的?

肺炎链球菌主要通过空气飞沫传播和密切接触传播,该菌体进入人体后可长期定植于人的鼻咽部,当机体免疫力下降或其他因素的影响下,肺炎链球菌可进一步迁移、穿过上皮及内皮屏障,最终播散至血液及其他脏器。

由肺炎链球菌引起的临床感染统称为肺炎链球菌性疾病(pneumococcal disease,PD)。根据感染部位的不同,可将 PD 分为非侵袭性肺炎链球菌性疾病(non-invasive pneumococcal disease,NIPD)和侵袭性肺炎链球菌性疾病(invasive pneumococcal disease,IPD)。NIPD 是指肺炎链球菌经鼻咽部直接侵入原本于外环境相通的呼吸道和周边组织而导致的感染性疾病,包括急性中耳炎、鼻窦炎、非菌血症性肺炎等。IPD 指肺炎链球菌侵犯原本无菌的部位引起的感染,并在无菌部位或组织分离出肺炎链球菌并确诊,这些无菌部位或组织包括血液、脑脊液、胸腔积液、关节腔积液和腹水等,引起的疾病包括脑膜炎、菌血症性肺炎、败血症、化脓性关节炎、骨髓炎、深部脓肿、心内膜炎、心包炎、腹膜炎等。肺炎链球菌菌株特异性毒力性状、宿主的基础病状态、免疫力低下及合并病毒感染等均有可能促进 IPD 发生。

PD 是全球儿童感染和死亡的重要原因,2 岁以下的儿童更易感。肺炎链球菌是儿童时期社区获得性肺炎的最常见细菌性病原,可能导致重症肺炎和坏死性肺炎。肺炎链球菌肺炎好发于冬春季节,婴幼儿多见,可导致大叶性肺炎或支气管肺炎,是 5 岁以下儿童肺炎所致死亡的重要病原。随着抗菌药的广泛使用,肺炎链球菌的耐药情况逐步严峻,对青霉素类抗菌药存在高度耐药,且儿童耐药菌株感染的比例更高。

## 三、儿童肺炎链球菌肺炎有哪些临床特点?

不同年龄儿童罹患肺炎链球菌肺炎后的临床表现不同,年长儿多表现为大叶性肺炎,而低龄儿童则多为支气管肺炎。儿童肺炎链球菌肺炎常有上呼吸道感染的前驱症状。

年长儿童常常急性起病,典型表现为突然高热、咳嗽伴胸痛,高热时可有寒战畏寒,咳嗽有痰,典型病例的痰液可呈铁锈色;胸痛以深吸气和咳嗽时明显,为避免和减轻疼痛,患儿常采用患侧卧位。此外,可有食欲差、呼吸困难、乏力、肌肉酸痛、肺部湿啰音及患侧肺呼吸音减弱等表现。

但婴儿和年幼儿童的临床症状及体征常常不典型,缺乏特异性,可表现为喂养困难、哭闹、易激惹和呼吸困难,早期肺部体征可能不明显,并与呼吸困难的严重程度不平行。

肺炎链球菌肺炎可能发生脓胸、脓气胸、肺脓肿、坏死性肺炎或支气管胸膜瘘等肺部并发症。当患儿在治疗过程中病情好转后再次加重,或发热、呼吸困难等症状呈持续加重时,应警惕并发症的可能。

## 四、哪些儿童是肺炎链球菌肺炎的高风险人群? 儿童出现哪些症状应尽快就医?

罹患肺炎链球菌肺炎的高风险儿童包括:年龄 <2 岁的儿童;存在免疫功能缺陷的儿童(包括无脾、先天性或获得性免疫缺陷、肾病综合征或需持续透析、恶性肿瘤、血液系统恶性病、心血管疾病、器官移植、长期应用激素、放疗或化疗等);存在脑脊液漏、人工耳蜗等解剖学屏障缺陷的儿童;合

并慢性肺疾病（包括哮喘）、慢性心脏病、糖尿病、慢性肝病、慢性肾病等慢性内科疾病的儿童。

当儿童出现以下情况时，应尽快就医：持续高热不退；呼吸频率明显增快，或伴鼻翼扇动、吸气三凹征、点头呼吸、呼吸暂停等症状；精神反应弱、嗜睡、烦躁、易激惹、惊厥发作；皮疹，面色苍白，皮肤发花，或口唇及其周围青紫；频繁呕吐、拒食或喂养困难，尿量减少，哭时无泪。

## 五、肺炎链球菌肺炎怎么诊断？

儿童肺炎链球菌肺炎主要通过病史、症状、体征及肺部影像学检查做出临床诊断，需进一步完善病原学检查来确定为肺炎链球菌肺炎。肺炎链球菌肺炎的病原学诊断包括从血、胸腔积液或肺组织中分离培养出肺炎链球菌。由于血培养的阳性率很低，因此对于初始治疗疗效不佳、病情恶化或存在并发症者，应反复多次行血培养协助诊断。痰培养的结果只具有参考价值，很难区分定植还是感染。肺泡灌洗液培养阳性的诊断意义更大。除了细菌培养外，肺炎链球菌抗原检测、聚合酶链反应（polymerase chain reaction，PCR）检测等也有助于明确诊断。需要注意的是，细菌培养及核酸检测阴性并不能完全排除肺炎链球菌感染。

# 六、肺炎链球菌肺炎应该怎么治疗?

　　一旦临床上怀疑肺炎链球菌肺炎,就应开始经验性给予抗菌药物治疗,而不要一味等待病原学检查和药敏试验结果。一旦获得药敏试验结果,就应及时调整抗菌药物,给予有针对性的治疗。经验性抗菌药物治疗应建立在综合分析患儿年龄、病情严重程度、有无并发症和基础疾病状态的基础上。对于轻症肺炎链球菌肺炎,口服头孢克洛、阿莫西林/阿莫西林克拉维酸钾、头孢羟氨苄等药物即可。对于重症肺炎链球菌肺炎,应尽快收入院治疗,初始经验性抗菌药物选择可采用头孢噻肟、头孢曲松等;如合并脓胸、脓气胸、坏死性肺炎或急性呼吸窘迫综合征等,可早期使用万古霉素。

　　若药敏试验结果提示为青霉素敏感肺炎链球菌肺炎,口服药物首选阿莫西林,静脉给药可选择青霉素或氨苄西林;青霉素中介的肺炎链球菌肺炎,仍可选择青霉素,但剂量需增大,也可选择阿莫西林或第1、2代头孢菌素,也可备选头孢噻肟或头孢曲松;青霉素耐药肺炎链球菌肺炎,首选头孢噻肟或头孢曲松,备选万古霉素或利奈唑胺。

　　在没有明确病原学证据的情况下,对存在肺实变,白细胞、C反应蛋白增高及肺炎相关并发症的社区获得性肺炎患儿,建议加入针对肺炎链球菌的经验性治疗。如果治疗

24~48 小时取得预期疗效,则可继续初始经验性治疗。如经过经验性治疗病情无改善,需考虑更换抗生素以覆盖耐药菌株感染,同时应注意排查是否存在其他疾病(如气道异物)或并发症。

此外,对于肺炎链球菌肺炎患儿的治疗还应包括保持气道通畅,合理氧疗和呼吸支持,纠正水、电解质失衡,保持内环境稳定,保证营养摄入,合理祛痰、平喘、退热治疗。

肺炎链球菌肺炎的疗程一般为 7~10 天,存在肺部并发症者,疗程可延长至 4~6 周。

## 七、如何预防肺炎链球菌肺炎? 是否可通过药物预防?

预防肺炎链球菌感染的一般措施包括勤洗手、减少与呼吸道感染患者的接触、尽量不去人员密集的场所,室内经常开窗透气、保持空气流通;注意营养、均衡膳食、规律作息、充足睡眠、加强锻炼等。不推荐常规使用抗菌药物进行预防。

疫苗接种是预防肺炎链球菌感染的重要手段,常规接种肺炎链球菌疫苗可有效减少肺炎链球菌侵袭感染的发生,并提供社区群体免疫。我国目前针对肺炎链球菌的疫苗包括 13 价肺炎球菌结合疫苗( pneumococcal conjugate vaccine-13,PCV13 )和 23 价肺炎球菌多糖疫苗( valent pneumococcal polysaccharide vaccine-23，PPV23）。PCV13 和 PPV23 均为非计划免疫疫苗。PCV13 推荐的儿童免疫接种程序为：按 2、4、6 月龄或 3、4、5 月龄进行基础免疫，12~15 月龄加强免疫。基础免疫首剂最早可以在 6 周龄接种，之后各剂间隔 4~8 周。未按常规免疫接种程序接种疫苗的 6 个月以上婴儿及儿童：①7~11 月龄婴儿接种 2 剂，每次接种间隔 1 个月。12 月龄后接种第 3 剂，与第 2 次接种间隔 2 个月。②12~23 月龄儿童接种 2 剂，每次接种间隔 2 个月。③24 月龄至 5 岁儿童接种 1 剂。不推荐 2 岁以下儿童接种 PPV23，不建议 2 岁及以上无 PD 危险因素的儿童常规接种 PPV23；推荐 2 岁及以上具有 PD 风险的儿童在完成 PCV 免疫后接种 1 剂次 PPV23。

高风险人群包括：①患有慢性心血管疾病（包括充血性心力衰竭和心肌病）、慢性肺疾病（包括慢性阻塞性肺疾病和肺气肿）或糖尿病的个体；②功能性或解剖性无脾个体（包括镰刀状贫血和脾切除）；③免疫功能受损人群（包括人类免疫缺陷病毒感染者、白血病、淋巴瘤、霍奇金病、多发性骨髓瘤、一般恶性肿瘤、慢性肾衰竭或肾病综合征患者）、进行免疫抑制性化疗（包括皮质激素类）的患者及器官或骨髓移植患者；④患酒精中毒、慢性肝脏疾病（包括肝硬化）及脑脊液漏的个体；⑤老年人群。

（张鹏飞　王荃）

第十四章

# 儿童金黄色葡萄球菌感染的防控

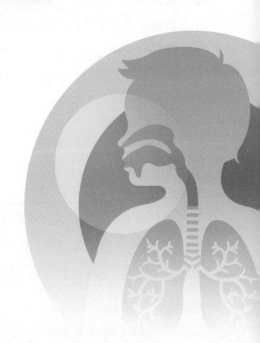

# 一、什么是金黄色葡萄球菌?

　　19 世纪 80 年代,英国医生亚历山大·奥古斯通从病人的脓肿中分离得到一种形似葡萄串的球菌,这种细菌在含有动物血液的琼脂平板上能形成金黄色的菌落。德国微生物学家弗雷德里希·朱利斯·罗森巴赫发现它没有芽孢和鞭毛,且大多数无荚膜,在显微镜下成葡萄簇状排列,将其命名为金黄色葡萄球菌(*Staphylococcus aureus*)。金黄色葡萄球菌(简称"金葡菌")属于葡萄球菌属,是革兰阳性球菌,广泛存在于空气、水和灰尘中,也常定植于人类皮肤黏膜表面,如鼻黏膜、腋下、腹股沟和上呼吸道等处。人群中每 3 个人就有一个可能是金黄色葡萄球菌的长期携带者,称得上是人类"最熟悉的陌生菌"。一旦免疫力下降,发生疾病或皮肤出现破溃伤口时,金黄色葡萄球菌便会乘虚而入,对人体造成侵袭。金黄色葡萄球菌是儿童社区获得性肺炎的重要致病菌,好发于婴儿和学龄期少年。

　　自 20 世纪 40 年代,人类发现的第一种抗生素——青霉素开始在临床中用于治疗感染疾病,许多肆虐数世纪的传染病都被控制或消灭,但随之而来的是抗菌药物的大规模使用、滥用和不合理应用,耐药菌株层出不穷,其中以金黄色葡萄球菌的耐药性最为突出,并以耐甲氧西林金黄色葡萄球菌(*Methicillin-resistant S.aureus*,MRSA)危害最大。MRSA

感染已经与乙肝病毒感染、人类免疫缺陷病毒感染并列为世界范围内三大难解决的感染性疾病。

　　金黄色葡萄球菌代谢类型为需氧或兼性厌氧,对环境要求不高,37℃为最适生长温度,能在各种恶劣环境中存活下来。金黄色葡萄球菌对高温有一定的耐受能力,在80℃以上的高温环境下30分钟才可以将其彻底杀死;另外金黄色葡萄球菌可以存活于高盐环境,最高可以耐受15%的氯化钠溶液。由于细菌本身结构特点,70%的酒精可以在几分钟之内将其快速杀死。

## 二、金黄色葡萄球菌通过什么发挥作用?

　　金黄色葡萄球菌致病力的强弱主要取决于其产生的毒素和侵袭性酶。葡萄球菌溶血毒素按抗原性的不同,分为α、β、γ、δ、ε五种,其中使人体致病的主要是α-溶血素,它通过引起细胞内物质外流而导致红细胞裂解死亡。葡萄球菌产生的杀细胞素能够破坏人体的白细胞和巨噬细胞,但同时产生的抗体也可以阻止葡萄球菌感染的复发;表皮溶解毒素、毒性休克毒素I和肠毒素也可导致相应的临床症状发生。金黄色葡萄球菌还能通过分泌血浆凝固酶保护菌体免受血清中杀菌物质的伤害以及巨噬细胞的吞噬。此外,金黄色葡萄球菌产生的血浆凝固与感染的局限化和血栓形成密切相关。

血浆凝固酶试验是判断金黄色葡萄球菌致病力的重要手段，也是鉴别金黄色葡萄球菌感染的重要方法。

# 三、儿童呼吸道感染金黄色葡萄球菌有什么表现？

由于金黄色葡萄球菌长期定植在鼻前庭，一旦皮肤破损或抵抗力下降，即可导致金黄色葡萄球菌感染。金黄色葡萄球菌引起的上呼吸道感染主要表现为发热、咳嗽、鼻塞、喘息、声音嘶哑、鼻腔分泌物、扁桃体肿大和化脓等多种临床表现。婴幼儿可因鼻塞导致张口呼吸、吸吮困难、哭闹不安或拒奶等。金黄色葡萄球菌导致的下呼吸道感染主要表现为金黄色葡萄球菌肺炎，且为急性化脓性肺炎，一般为凝固酶阳性的金黄色葡萄球菌感染所致，多发生于冬、春两季，也可在医院内或婴儿室内因交叉感染而流行。金黄色葡萄球菌肺炎以 1 岁以内的婴儿最为常见。由于婴儿抵抗力低下，一旦金黄色葡萄球菌侵入体内就容易致病，而且在病情初期临床表现常不典型或容易被原有疾病所掩盖，给临床诊断和及时治疗增加了难度。

6 个月以内的小婴儿发生金黄色葡萄球菌肺炎后，以"无热型"和"无呼吸道症状"更为多见，常以吐奶、呛奶、吐沫为主要表现，时有咳嗽，可伴有呻吟、发绀，甚至少数患儿以腹泻、黄疸为主诉就诊。部分患儿可在金黄色葡萄球菌上呼吸道感染 1~2 天或皮肤脓疱发生数日至 1 周左右,突然出现高热,新生儿可为低热或无发热。金黄色葡萄球菌肺炎进展迅速,儿童的呼吸和心率可明显增快,可合并呻吟、咳嗽、发绀等,可有猩红热样皮疹和呕吐、腹泻、腹胀(由于中毒性肠麻痹导致)等消化道症状。学龄期儿童感染金黄色葡萄球菌后多表现为弛张性高热,伴咳嗽、咳脓痰、寒战、胸痛等,肺部影像学可表现为坏死性肺炎、肺脓肿、脓胸或脓气胸等。

## 四、金黄色葡萄球菌除了易感染呼吸道外,还有什么危害?

　　除呼吸道外,金黄色葡萄球菌容易导致皮肤感染。部分婴儿和 6 岁以下儿童,除了皮肤水疱和剥脱症状外,还合并发热、乏力,称之为"葡萄球菌性烫伤样皮肤综合征"。金黄色葡萄球菌还可随血流播散(称为菌血症),几乎可以导致机体任何部位的脏器感染,尤其是心脏瓣膜和骨骼,引起心内膜炎、骨髓炎等,严重时引发休克和多脏器功能衰竭(呼吸、循环、肾脏、中枢神经系统),又称为"中毒性休克综合征"。此外,金黄色葡萄球菌能够通过食物进入人体引发感染,造成突发的呕吐、腹泻、腹部绞痛等急性胃肠炎,甚至休克,表现出食物中毒的症状。

## 五、为什么儿童容易感染金黄色葡萄球菌？

　　金黄色葡萄球菌既是共生菌，又是致病菌。金黄色葡萄球菌的定植与年龄密切相关，出生后第1个月，金黄色葡萄球菌的定植率最高能达到25%，出生后第6个月达到12%，早产儿由于免疫力低在鼻腔内更容易发生金黄色葡萄球菌的定植。小婴儿感染的金黄色葡萄球菌主要来自鼻前庭定植。鼻拭子检测新生儿金黄色葡萄球菌定植敏感性达70%~97%。当鼻咽部带菌分泌物误吸入肺部就容易发生肺部感染。而学龄期少年感染金黄色葡萄球菌主要与外伤有关。学龄期少年活动范围增加，游戏、体育活动或运动不慎发生皮外伤，金黄色葡萄球菌可随着皮肤软组织感染，通过血液到达颈部血管、淋巴组织和腺体，感染肺部，甚至全身多脏器。

## 六、金黄色葡萄球菌肺炎的胸部 X 线片有哪些特点？

　　金黄色葡萄球菌肺炎的 X 线表现有四大特征，分布为肺浸润、肺脓肿、肺气囊肿和脓胸。早期临床症状的轻重和胸部 X 线表现不一致，病初胸部 X 线片的表现较临床表现滞后，但进展很快，可在数小时内发展成为多发性肺脓肿，甚至张力性气胸。因此,金黄色葡萄球菌肺炎早期的胸部 X 线片表现对疾病的诊断具有较大意义。

## 七、如何判断是否存在金黄色葡萄球菌感染?

由于金黄色葡萄球菌为机会致病菌,如果只是定植,一般不会出现任何症状。如果机体免疫力下降,金黄色葡萄球菌会对人体造成侵袭,引起感染性疾病。通常人体感染金黄色葡萄球菌的途径有 3 种,即皮肤黏膜接触、消化道摄入和呼吸道吸入。当皮肤发红、出现触痛性肿块、化脓,或出现类似痤疮、昆虫叮咬状的肿块,则可能合并了金黄色葡萄球菌的感染。如果怀疑食物被污染,可出现恶心、呕吐和腹泻等症状,或出现咳嗽、咳脓痰、胸痛等,也是金黄色葡萄球菌感染的表现。一旦疲倦、乏力或呼吸急促、发绀,需要立刻就医。

## 八、金黄色葡萄球菌的易感因素有哪些?

如果居住的环境卫生条件较差,会滋生大量病原体,其中可能包含金黄色葡萄球菌,如果抵抗力下降,金黄色葡萄球菌就会乘虚而入。其次,长期使用抗生素、抵抗力低下的新生儿和儿童、营养不良、合并慢性病(如糖尿病、获得性免疫缺陷综合征、慢性肾脏病等）、长期服用皮质类固醇或免疫抑制剂的患儿由于机体免疫功能较弱，容易被病原体入侵，从而感染金黄色葡萄球菌。此外，由于金黄色葡萄球菌长期定植于皮肤表面，一旦皮肤破损，金黄色葡萄球菌也会从破损处进入机体。

## 九、如何治疗儿童金黄色葡萄球菌呼吸道感染?

金黄色葡萄球菌感染后的治疗主要分为支持治疗和抗生素治疗两方面。

支持治疗包括对发热的处理、对肺炎或呼吸窘迫患者采取氧疗和适宜的呼吸支持、对不能维持足够液体摄入量的患者进行液体管理、对有低灌注或感染性休克征象的重症患者实施容量复苏和/或血管活性药物支持。

抗生素治疗包括经验性治疗和针对性治疗。经验性治疗的用药选择取决于感染的来源和严重程度。感染来源分为社区相关性和医疗保健相关性。如果是社区相关性，需要关注社区中耐甲氧西林金黄色葡萄球菌（MRSA）的流行情况如何。在 MRSA 低流行地区（即流行率 <10%），经验性治疗包括静脉用苯唑西林、氯唑西林，备选第 1、2 代头孢菌素。在 MRSA 高流行地区（即 MRSA 占社区金黄色葡萄球菌分离株 10% 以上），万古霉素是大多数病例的首选经验性

用药,也可选择替考拉宁、利奈唑胺或联合夫西地酸。如果是医疗保健机构相关的金黄色葡萄球菌感染,应选择万古霉素进行经验性治疗。对于感染危及生命的病例,可联合苯唑西林或萘夫西林。针对性治疗指的是根据药敏试验结果有针对性地调整抗生素治疗方案。

一旦病程中合并骨髓炎或化脓性关节炎,应在抗菌药物治疗的 48 小时内,对感染关节进行穿刺抽吸或手术切开引流。

不常规推荐使用糖皮质激素,如合并急性呼吸窘迫综合征、难治性脓毒症休克等时,可酌情考虑使用。不常规推荐使用丙种球蛋白,但如存在免疫缺陷基础病,尤其是丙种球蛋白减少或缺乏者,可以使用。

存在脓胸、脓气胸的病例,应尽早穿刺引流。

## 十、金黄色葡萄球菌感染后的临床结局怎么样?

在抗生素问世之前,金黄色葡萄球菌感染的死亡率大于80%;当前,儿童金黄色葡萄球菌的死亡率为 2%~3%。

金黄色葡萄球菌感染的痊愈时间与感染原因、感染位置、患者自身情况,以及是否感染 MRSA 有关。根据临床经验总结,大部分患儿在发病 1~3 周后可以痊愈。一旦金黄色葡萄球菌入血(即发生金黄色葡萄球菌败血症),大约需要

1个月左右的时间才能够痊愈。对于基础情况差、存在基础疾病的患者,病程更长,可能需要 4~8 周才能痊愈。

## 十一、如何预防儿童金黄色葡萄球菌感染?

目前金黄色葡萄球菌疫苗仍处于Ⅲ期临床试验阶段,尚未在人群中普及。金黄色葡萄球菌感染的预防以日常生活管理为主,关注手卫生及饮食卫生,养成良好的卫生习惯,做好消毒隔离,同时引导儿童加强锻炼,增加机体对病毒抵抗力,有助于预防感染的发生。

(纪　健　王　荃)

第十五章

# 儿童流感嗜血杆菌感染的防控

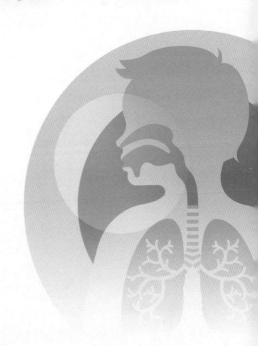

## 一、流感嗜血杆菌是什么样的细菌?

流感嗜血杆菌(*Haemophilus influenza*,Hi)和流感病毒不一样,它是一种细菌,为广泛定植于人体鼻咽部的革兰氏阴性杆菌,既往是我国儿童社区获得性肺炎的重要病原菌。

根据其荚膜多糖抗原的不同,流感嗜血杆菌可分a~f 6个血清型。其中,有荚膜的 b 型流感嗜血杆菌(Hib)最具侵袭力,还有一部分流感嗜血杆菌无荚膜,血清学分型无法进行分型,命名为不可分型株(NTHi)。流感嗜血杆菌疫苗是针对 b 型流感嗜血杆菌抗原的,在常规接种 b 型流感嗜血杆菌疫苗的地区,b 型流感嗜血杆菌流行性已明显降低,不可分型流感嗜血杆菌逐渐成为主要的致病株。

## 二、流感嗜血杆菌感染的临床表现有哪些?

(1)上呼吸道感染:可引起会厌炎、中耳炎、鼻窦炎等感染。

(2)下呼吸道感染:可引起气管支气管炎、肺炎。流感嗜血杆菌肺炎大多继发于流感病毒或其他上呼吸道感染,常有发热、咳嗽、可呈类似百日咳的痉挛性咳嗽,重症出现精神反应差,食欲差,气促或呼吸困难等表现,白细胞数明显增加。胸部 X 线片示渗出或斑片状实变。

（3）侵袭性感染：本菌可通过呼吸道感染进入血流，引起败血症，并引起脓胸、脑膜炎等多个器官的感染。超过 60% 的侵袭性感染发生于 1 岁之前，而 5 岁及以上的儿童很少发生由流感嗜血杆菌引起的侵袭性疾病。

## 三、流感嗜血杆菌感染如何诊断?

（1）细菌培养：①痰培养：因该菌在鼻咽部定植，故痰培养阳性的意义存在争议，应注意区别是否定植，但如 2 次痰培养均阳性，且涂片发现白细胞内存在阴性杆菌，结合临床表现，考虑有诊断价值。②支气管灌洗液培养：培养阳性，并涂片发现白细胞内存在阴性杆菌，更有诊断价值。③血培养、胸腔积液及脑脊液等培养：阳性有诊断价值。

（2）PCR 检测：多重 PCR 分析可用于检测血流、呼吸道和中枢神经系统感染，能快速得到结果。

## 四、流感嗜血杆菌感染如何治疗?

首选 β- 内酰胺类药物（如阿莫西林、阿莫西林克拉维酸、第二代和第三代头孢菌素类），不可分型株（NTHi）也可选择阿奇霉素等大环内酯类。

对于局部和非危及生命的感染(如中耳炎、鼻窦炎等),经验性治疗常使用阿莫西林克拉维酸。对于全身感染患者(如重症肺炎、败血症或脑膜炎等),头孢曲松为治疗首选。

## 五、哪些儿童是流感嗜血杆菌侵袭性感染的高风险人群? 能够预防吗?

罹患流感嗜血杆菌侵袭性感染的高风险儿童包括:年龄<5岁且未完整接种Hib疫苗;功能性或解剖学无脾;HIV感染;抗体缺乏和其他体液免疫缺陷;早期补体成分缺乏;造血干细胞移植受者;恶性肿瘤接受化疗或放疗者。如果没有禁忌证,流感嗜血杆菌侵袭性感染的高风险人群应该再积极接种Hib疫苗。

世界卫生组织建议Hib疫苗在6周龄后尽早开始接种,我国使用的常规免疫程序是2月龄或从3月龄开始,在6月龄之内完成3剂次基础免疫,间隔周期为1个月,出生后第2年完成一剂加强免疫。Hib疫苗属于国家免疫计划外的二类疫苗,目前b型流感嗜血杆菌有单价疫苗,也有b型流感嗜血杆菌、白喉、百日咳、破伤风的4价联合疫苗和b型流感嗜血杆菌、白喉、百日咳、破伤风、脊髓灰质炎的5价联合疫苗,可减少接种儿童的痛苦。目前尚无预防NTHi感染的疫苗产品。

(徐玮涵 赵顺英)

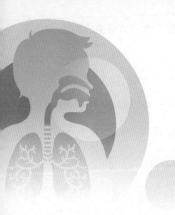

# 参考文献

[1] 中华人民共和国国家卫生健康委员会.新型冠状病毒感染诊疗方案(试行第十版)[EB/OL].(2023-01-05).

[2] 蒋荣猛,谢正德,姜毅,等.儿童新型冠状病毒感染诊断、治疗和预防专家共识(第五版)-应对奥密克戎变异株[J].中华实用儿科临床杂志,2023,38(1):20-30.

[3] 国家儿童医学中心,首都医科大学附属北京儿童医院新型冠状病毒感染重症救治专家组,北京儿童新型冠状病毒感染医疗救治市级专家组.儿童新型冠状病毒感染重症早期识别和诊治建议[J].中华儿科杂志,2023,61(3):199-202.

[4] WOODRUFF RC,CAMPBELL AP,TAYLOR CA,et al. Risk Factors for Severe COVID-19 in Children[J]. Pediatrics, 2022,149(1):e2021053418.

[5] NACHEGA JB,SAM-AGUDU NA,MACHEKANO RN,et al. Assessment of Clinical Outcomes Among Children and Adolescents Hospitalized with COVID-19 in 6 Sub-Saharan African Countries[J]. JAMA Pediatr,2022,176(3):e216436.

[6] 中华医学会儿科学分会临床药理学组,国家儿童健康与疾病临床医学研究中心,中华医学会儿科学分会呼吸学组,中国医师协会儿科医师分会儿童呼吸专业委员会,中华儿科杂志编辑委员

会 . 中国儿童咳嗽诊断与治疗临床实践指南(2021 版)[J]. 中华儿科杂志,2021,59(9):720-729.

[7] 谷庆隆,陆颖霞 . 上气道咳嗽综合征的诊断与鉴别[J]. 中国医刊,2020,55(10):1049-1051.

[8] ANNE B CHANG,MBBS,FRACP,儿童慢性咳嗽的诊疗方法 . UpToDate 临床顾问,2022-10-03.

[9] 王恒秋,张广清 . 上呼吸道感染儿童金黄色葡萄球菌感染率和药物敏感试验结果分析[J]. 国际检验医学杂志,2011,32(12):2.

[10] 郑蓓佳,陈贤君,陈慧红,等 . 金黄色葡萄球菌感染儿童的现状调查和耐药性分析[J]. 中国卫生检验杂志,2018,28(9):3.

[11] LIU C,BAYER A,COSGROVE SE,et al. Clinical practice guidelines by the infectious diseases society of america for the treatment of methicillin-resistant Staphylococcus aureus infections in adults and children. Clin Infect Dis,2011,52(3):e18-55.

[12] FOSTER CE,LAMBERTH LB,KAPLAN SL,et al. Clinical Characteristics and Outcomes of Staphylococcus aureus Implant-associated Infections in Children. Pediatr Infect Dis J 2019,38(8):808-811.

[13] 国家呼吸系统疾病临床医学研究中心,中华医学会儿科学分会呼吸学组 . 儿童流感诊断与治疗专家共识(2020 版). 中华实用儿科临床杂志,2020,35(17):1281-1388.

[14] 申昆玲,朱宗涵 . 解热镇痛药在儿童发热对症治疗中的合理用药专家共识 . 中华实用儿科临床杂志,2020,35(03):161-169.

[15] 中华人民共和国国家健康委员会,国家中医药管理局 . 儿童社区获得性肺炎诊疗规范(2019 年版). 中华临床感染病杂志,

2019,12(1):6-13.

[16] 国家呼吸系统疾病临床医学研究中心,国家儿童医学中心,中华医学会儿科学分会呼吸学组,等.中国儿童肺炎链球菌性疾病诊断、治疗和预防专家共识.中华实用儿科临床杂志,2020,35(07):485-505.

[17] American Academy of Pediatrics. Streptococcus pneumonia (pneumococcal) infections//KIMBERLIN DW,BARNETT ED,LYNFIELD R,et al.Red Book:2021-2024 Report of the Committee on Infectious Diseases.32nd ed.Itasca,IL: American Academy of Pediatrics,2021:717.

[18] 王天有,申昆玲,沈颖.诸福棠实用儿科学.9版.北京:人民卫生出版社,2022.

[19] 徐雪峰,盛远见,唐兰芳等.儿童呼吸道感染的抗生素选择与应用时机[J].中华实用儿科临床杂志,2019,34(22):1751-1754.

[20] 谢正德,邓继岿,任丽丽,等.儿童呼吸道感染病原体核酸检测专家共识[J].中华实用儿科临床杂志,2022,37(5):321-332.

[21] 王方明,杨传宇,钱渊,等.北京地区急性呼吸道感染住院患儿腺病毒感染临床特征[J].中华儿科杂志,2022,60(1):30-35.

[22] 中国医药教育协会儿科专业委员会,中华医学会儿科学分会呼吸学组哮喘协作组,中国医师协会呼吸医师分会儿科呼吸工作委员会,等.儿童呼吸道感染家庭用药指导专家共识[J].中华实用儿科临床杂志,2023,38(11):821-828.

[23] 国家卫生健康委员会,陆权,陈慧中,等.儿童肺炎支原体肺炎诊疗指南(2023年版)[J].全科医学临床与教育,2023,21(3):196-202.

［24］WAITES KB,XIAO L,LIU Y,et al. Mycoplasma pneumoniae from the Respiratory Tract and Beyond. Clin Microbiol Rev, 2017,30:747.

［25］MEYER SAUTEUR PM,THEILER M,BUETTCHER M,et al. Frequency and Clinical Presentation of Mucocutaneous Disease Due to Mycoplasma pneumoniae Infection in Children With Community-Acquired Pneumonia. JAMA Dermatol,2020,156:144.

［26］HENDLEY JO. Clinical virology of rhinoviruses. Adv Virus Res,1999,54:453.

［27］POLAND GA,BARRY MA. Common cold,uncommon variation. N Engl J Med,2009,360:2245.

［28］PELTOLA V,WARIS M,OSTERBACK R,et al. Rhinovirus transmission within families with children:incidence of symptomatic and asymptomatic infections. J Infect Dis, 2008,197:382.

［29］JOHNSTON SL,PATTEMORE PK,SANDERSON G,et al. The relationship between upper respiratory infections and hospital admissions for asthma:a time-trend analysis. Am J Respir Crit Care Med,1996,154:654.

［30］HALL CB. Respiratory syncytial virus and parainfluenza virus ［J］. N Engl J Med,2001,344(25):1917-1928.

［31］BRANCHE AR,FALSEY AR. Parainfluenza Virus Infection［J］. Semin Respir Crit Care Med,2016,37(4):538-554.

［32］COHEN AL,SAHR PK,TREURNICHT F,et al. Parainfluenza Virus Infection Among Human Immunodeficiency Virus

( HIV )-Infected and HIV-Uninfected Children and Adults Hospitalized for Severe Acute Respiratory Illness in South Africa,2009-2014 [J]. Open Forum Infect Dis,2015,2( 4 ): ofv139.

[33] TAYLOR CE,OSMAN HK,TURNER AJ,et al. Parainfluenza virus and respiratory syncytial virus infection in infants undergoing bone marrow transplantation for severe combined immunodeficiency [J]. Commun Dis Public Health,1998,1 ( 3 ):202-203.

[34] SHAH DP,SHAH PK,AZZI JM,et al. Parainfluenza virus infections in hematopoietic cell transplant recipients and hematologic malignancy patients:A systematic review [J]. Cancer Lett,2016,370( 2 ):358-364.

[35] SIEGEL JD,RHINEHART E,JACKSON M,et al. 2007 Guideline for Isolation Precautions:Preventing Transmission of Infectious Agents in Health Care Settings [J]. Am J Infect Control,2007,35( 10 Suppl 2 ):S65-164.

[36] WATT JP,WOLFSON LJ,O' BRIEN KL,et al. Burden of disease caused by Haemophilus influenzae type b in children younger than 5 years:global estimates. Lancet,2009,374 ( 9693 ):903-911.

[37] DEMURI GP,GERN JE,EICKHOFF JC,et al. Dynamics of Bacterial Colonization with Streptococcus pneumoniae, Haemophilus influenzae,and Moraxella catarrhalis During Symptomatic and Asymptomatic Viral Upper Respiratory Tract Infection. Clin Infect Dis,2018,66( 7 ):1045-1053.

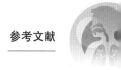

［38］BENDER JM,COX CM,MOTTICE S,et al.Invasive Haemophilus influenzae disease in Utah children：an 11-year population-based study in the era of conjugate vaccine. Clin Infect Dis,2010,50（7）：e41-46.